第3版

杨氏脏腑经络点穴疗法

杨理存　王彦玲　著

U0199833

学苑出版社

图书在版编目（CIP）数据

杨氏脏腑经络点穴疗法/杨理存，王彦玲著 . —3 版 . —北京：学苑出版社，2020.1

ISBN 978 - 7 - 5077 - 5850 - 4

Ⅰ . ①杨… Ⅱ . ①杨… ②王… Ⅲ . ①穴位疗法 Ⅳ . ①R245.9

中国版本图书馆 CIP 数据核字（2019）第 253675 号

责任编辑：黄小龙

出版发行：学苑出版社

社 址：北京市丰台区南方庄 2 号院 1 号楼

邮政编码：100079

网 址：www.book001.com

电子邮箱：xueyuanpress@163.com

销售电话：010 - 67601101（销售部）、010 - 67603091（总编室）

印 刷 厂：北京通州皇家印刷厂

开本尺寸：710mm×1000mm 1/16

印 张：13.5

字 数：206 千字

版 次：2020 年 1 月第 1 版

印 次：2020 年 1 月第 1 次印刷

定 价：58.00 元

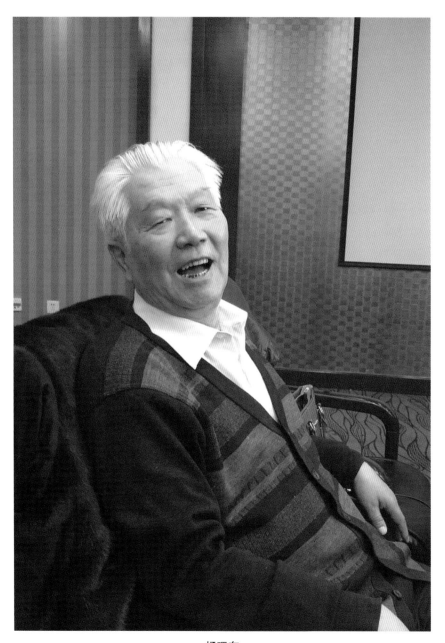

杨理存

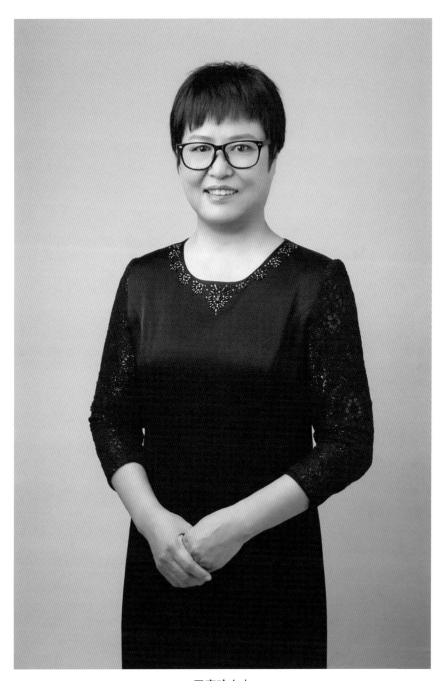

王彦玲女士

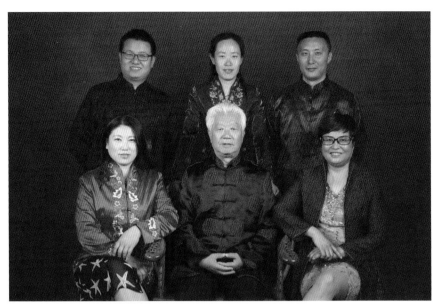

杨理存和弟子合影

前中：杨理存　前右：王彦玲　前左：王莉

后右：刘星辰　后中：丁然　后左：张鹏

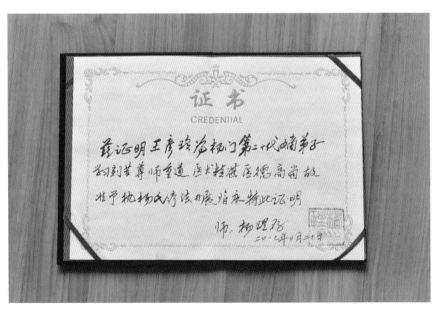

王彦玲为杨氏推拿第二十代嫡传弟子的证书

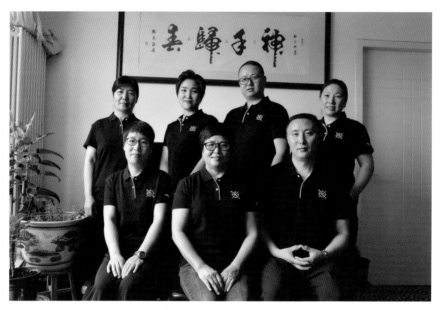

王彦玲（前中）和弟子合影（1）

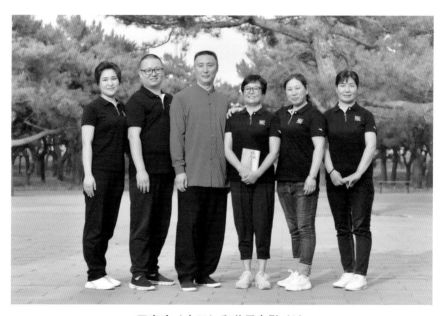

王彦玲（右三）和弟子合影（2）

第 3 版前言/

《杨氏脏腑经络点穴疗法》一书面世后，深受读者和学员的欢迎，市面一度脱销，经常有读者打电话表示因买不到书而遗憾。我们深受鼓舞，为了满足读者的需求，决定再版此书。

我在杨理存师父身边多年，作为第二十代嫡传弟子，经过多年临床实践，取得了杨氏脏腑经络点穴疗法的真谛，是师父得意门生之一。

近二十年的时间，我一直痴迷于临床，在师父"心不近佛者不可为医，才不近仙者不可为医"的教诲下潜心修炼，注重自己的德行，全心全意为患者服务，并不断提高自己的技能，从不敢有丝毫懈怠。在一招一式中体悟着本疗法的精髓，时间愈久，愈感叹在看似平常的操作中蕴含着中医"大道至简""天人相应"的哲理。《黄帝内经》云："知其要者，一言而终，不知其要，流散无穷。"本疗法正是基于对人体经络、阴阳、疾病的正确认识，才能取得如此显著的临床疗效。看着无数高血压、糖尿病患者经过治疗后摆脱了西医认定需终身服药的帽子，看着哮喘、牛皮癣、强直性脊柱炎等患者焦虑而来、欢喜而去的身影，看着患者脸上满意的笑容，我觉得这是生活对我最好的馈赠，是我最大的欣慰！

此书再版得到了李善举、郭春芳、刘星辰、韩晓、张鹏、张雪平、马彦、姜然等同志大力协助，在此深表感谢！

王彦玲

2019 年 6 月

第 2 版前言/

　　本书出版面世后，引起社会广大读者的强烈反响，不管是业内业外初学者，还是多年从医人员，还有身患各种顽疾的患者及家属，他们购买本书后爱不释手，一致认为这是一本不可多得的点穴推拿按摩指导性书籍，书中所说疗法是一种全新的绿色疗法。书中论述的医德修养、医理医术无不让人耳目一新，深得广大读者的认同。

　　杨氏愿普及疗法以济世救人。其疗法有以下特色：不打针、不吃药、无毒、无不良反应、无再伤害，克服了药源性疾病对人体侵害，安全可靠，既祛病又强身，明显改善人体各方面机能与功能，增强免疫力，康复效果极佳，杨氏疗法的神奇效果也证明了中医学不仅具有科学性、实用性，还具有深远的方向性。杨理存医师集十八代先人的经验与自己几十年的临床经验，由感性认识上升到理性认识，对中医点穴推拿按摩的治病机制、手法、疗效进行了深入的探索研究，揭示了人体生命的奥秘，揭示了人体阴阳、经络、气血在人体生命活动中的重要作用，揭示了人体疾病的成因，揭示了点穴推拿按摩与医疗气功相结合治疗疾病的机制，证实了祖先提出的"经络决死生，处百病，调虚实，不可不通"的科学论述。

　　除《杨氏脏腑经络点穴疗法》外，杨理存医师还有《杨氏推拿按摩疗法》问世，现在又在撰写《科学地认识与应用气功》《中医为什么治本》等书稿，并发表了《调整经络气血决死生、处百病》《什么是疾病》《杨氏疗法治疗精神病》《杨氏疗法治疗股骨头坏死》《杨氏疗法治疗糖尿病》《杨氏疗法治疗高血压》等论文。

　　"杨氏疗法"被大兴区政府定为非物质文化遗产，并向市级申报。杨理存主任还被中央电视台《探寻中国民间百名名老中医》节目列为首位名老中医，多次被邀请做客健康讲座，其高超的脉诊绝技被称为

"现代诊脉王"，显著的医疗效果深受国内外患者好评。他打破祖上传男不传女、传长不传次的陈规，开门收徒，传承文化，普救众生，无私地把绝学奉献给社会。

故此书再版，以应社会需求。

杨门嫡传弟子　王彦玲

2011 年 10 月

吕序/

　　杨门世传中医，尤以针、推外治法为绝学、绝技。杨理存先生的其五祖父杨济生老人为近代名医，生前为国共两党高级政要诊医，号称中医诊脉王，中华人民共和国成立初期任中医局首席中医顾问，首位中南海保健医，首位中医博士（前苏联评），有"近代御医"之美誉。

　　秘传于杨门十九代绝学"脏腑经络点穴疗法"（以下简称"疗法"）是中医外治法，此疗法是以指代针，直接调整脏腑经络气血，化解病灶，达到治疗疾病的治疗方法。

　　"疗法"将祖国两枚文化瑰宝——传统中医学与医疗内功科学有机地结合起来应用于临床，产生了不可思议的显著疗效，深受国内外患者的好评。

　　"疗法"集中了杨门十九代人的智慧结晶。杨理存先生通过几十年的苦心研究，总结出了一整套系统、独特的科学论述及实用的临床技法，既体现了中医学的整体观，又突出了辨证施治和治未病的特点，揭示了中医科学性，展示了中医推拿的实用性，启示了中医推拿学的方向性。

　　"疗法"以祖国"天人合一"文化为基础，从中医学角度深入揭示了人体奥秘，揭示了人体精、气、神客观存在的三种物质在人体生命活动中的化生作用，揭示了经络气血在人体生命活动中的重要作用，进一步论述了"经络通，健；经络塞，病；经络存，生；经络消，亡"，证实了祖先们论述的"经络决死生，处百病"的科学性、正确性，揭示了气化作用的真谛。为人们的养生保健提供了理论依据，创立了揭示疾病实质的病灶学说，为指导临床治疗提供了科学理论依据。

　　"疗法"论述了治疗神经、内、妇、儿、骨伤各科疾病及目前很多现代医学认识不了或治疗效果不理想的疑难杂症的治疗理论及独特的治疗手法，深入地剖析病因、病机，对中医推拿临床医生认识疾病和治疗疾病很有指导意义。

"疗法"总结出了中医推拿学的五大特点，证实了中医推拿临床的实用性，为人们战胜疾病、恢复健康开辟了全新的治疗途径，创立了新的独具特色的治疗方法。

"疗法"以其理论科学性、临床实用性，确立了其在医疗领域的方向性。随着人们生活水平的提高，健康意识的不断增强，逐步认识到药物的毒性和不良反应所引发的大量药源性疾病的发生对人体健康的危害，人们开始寻求安全可靠的治疗方法，有志之士提出了自然医学、绿色疗法。疗法更以其不打针、不吃药、无毒性和不良反应、无再伤害，克服了药源性疾病对人体侵害，安全可靠，既祛病又强身，明显改善人体各方面机能与功能，增强免疫力，康复效果极佳的特点，被愈来愈多的人们所认识并采用。

综上所述，杨氏脏腑经络点穴疗法返璞归真，在医疗领域开辟了新河，实为人类幸事，很值得推广、普及之。

杨理存先生将绝学无私奉献于世，献给人类的健康事业，不为名，不为利，兢兢业业发掘、抢救、继承、弘扬祖国传统医学的精神，实为可敬，实为广大业内人士学习之表率。

孙序/

杨理存先生继承先人中医推拿绝技，集十八代先人经验与自己几十年临床经验于一身，将临床感性认识上升到理性认识，总结出自己独特的理论与临床技法，揭示了人体奥秘，揭示了人体经络、经络气血的奥秘，揭示了人体阴阳的奥秘，揭示了人体疾病的奥秘。以调理脏腑经络气血为主，选配背部、四肢腧穴为辅，并结合头、身、四肢推拿手法的系统手法，取得了调整经络气血、处治百病的医疗效果。

杨理存先生与弟子经多年的辛勤耕耘，著《杨氏脏腑经络点穴疗法》一书，使中医传统文化与医疗气功文化两枚瑰宝重放异彩，揭示了科学性，启示了方向性，值得各位同人一阅。

经络点穴疗法历史悠久，源远流长。杨先生将先人传承的独特治疗手法，结合临床研修、积累的经验，将之理论化、系统化。并在此基础上，提出了对"经络学说""病灶学说"等的独特见解，并将点穴手法与医疗内功有机结合起来，应用到临床，取得了不可思议的显著疗效，治愈了许多疑难杂症，深受国内外患者的好评。

本书对点穴手法治病机制阐述简单、清楚、明了，图文并茂，是一本不可多得的专业书籍，也可作为初学者之教材。

借此书出版之际，故提笔为序。

中华中医药学会学术部主任　孙永章

2004 年 7 月 7 日

第1版前言/

我们家祖上为中医武术世家，秘传有"武术分筋错骨法"治疗骨伤科疾患；"脏腑经络点穴按摩疗法"治疗内科、神经科、妇科、儿科疾病与各种疑难杂症。有文字记载秘传十九代之久，每代只传一人，传男不传女，传长不传次。因其显著神奇的疗效，深得国内外患者好评，更是被中医学术界称为绝学。有学者高度赞扬道："您的技法只有在《黄帝内经·素问》中有论述，国内按摩界首次见到，您堪称国宝。我自喻为实发现人才的伯乐。"我不是什么国宝和千里马，我觉得我只是没愧对祖先，把祖先传下来的两枚文化瑰宝，即中医脏腑经络点穴按摩绝学与医疗内功科学发掘、继承并有机地结合应用于临床，取得了显著神奇的医疗效果，使古老的传统文化绽放出绚丽的光彩。我立志弘扬脏腑经络点穴疗法，使之步入于医学文化的殿堂。

本文分总论和各论两部分，总论主要论述我们中医学之真谛。我们认为：中医学源于"天人合一，天人相应"文化。源于高功能高智慧的祖先的创造。中医学中阴阳之真谛：中医学论述阴阳有三：一为高层次阴阳，即宇宙生命信息物质，也就是生命秩序信息与生命力信息。二为属性阴阳。寒冷的、下降的津液物质为阴；温热的、上升的气为阳。三以位置论阴阳。下为阴，上为阳；前为阴，后为阳。脏为阴，腑为阳。四肢内侧为阴，外侧为阳。首辨阴阳，把握阴阳，平衡阴阳之真谛。只有修持好医疗内功才能真正地认识阴阳、把握阴阳、调整阴阳。杨氏疗法在传承发展中，提出了病灶学说，认识到任何疾病都在人体不同部位形成不同性质的郁滞、瘀滞、凝滞的病灶，影响经络气血运行，阴阳失衡。只有化解病灶，才能疏通人体秩序信息与力信息，恢复人体健康正常态。

经络是宇宙生命信息于人体设定的，沟通内外运行经络气血的、特定的无形神秘系统。杨氏疗法有这样的口诀"治病首调经，经本脏腑兴，经通气自行，气行血自通……"，强调了调整经络的作用和原理，揭示了神秘无形的经络运行的经络气血之真谛。经络气血：经络气为阳属性的人体秩序信息与力信息，左右着人体阳属性的阳位物质的正常态。经络血，为阴属性的人体生命秩序信息与力信息，左右着阴属性的阴位物质的正常态。一旦阴性的、阴位的，或阳性的、阳位的物质失去正常态，人体就不健康，神经系统会感知到不舒服，所以，中医要疏通经络气血，恢复阴阳平衡正常态，以达到治疗疾病的目的。

杨氏疗法揭示了经络决死生、处百病之真谛。提出了"经络气血通，健；经络气血塞，病；经络气血存，生；经络气血消，亡"，强调经络气血于人体健康与生存的重要性的论述，认识到经络气血气化作用的真谛。经络气血的气化作用：气化即气的变化，把摄取的饮食物，变为精微，变为人体生命生存所需的物质。人们的生命活动，是经络气血的气化活动，三焦为气化之所，显示了脏腑经络点穴疗法重视调三焦气化的科学性与实用性。从某种层面来说，中医学是宏观的、整体的、辨证的、治病的（病因）；西医学是微观的、局部的、辨症的、治症的（症状）。不明医理如盲人走路。就以最简单的胃病为例：患者服用大量药物，缓解症状，日久不愈，反而因长期服用药物损害了肝、肾机能。再以精神病为例：大量的安眠、镇静药物，使患者呆傻、麻木、乏力，这难道是治疗疾病吗？不是，这是把患者从一种疾病状态转成为另一种疾病状态，患者同样没有摆脱痛苦，同样没有正常的生活。究其原因，只因不明病理，不辨病位，医则、医法不准确所致。

各论着重介绍我们集几十年临床经验所验证的脏腑经络点穴疗法，既体现中医学的整体观，又突出辨证施治的治疗手法，对疾病的独特认识及如何治疗骨伤科、内科、神经科、妇科、儿科及其他疑难杂症的独特治疗方法与体会。与同道共同探求经验，以便更好地征服病魔，为人类的健康尽自己的使命。

脏腑经络点穴疗法，具有几大特点：不打针、不服药、无毒、无不良反应、无再伤害，克服了药源性疾病的发生与危害，治疗效果显著，明显改善人体的生理机能与功能，提高人体免疫能力。该疗法深受国内外患者好评。我们多次谢绝二十多个国家和地区的邀请，留在国内行医，意在弘扬国宝，以谢祖先，以修筑功德。

20 世纪 80 年代初期，我们在论证了脏腑经络点穴疗法的科学性、临床实用性的基础上，又认识到疗法具有方向性，有些患者跑遍国内外各大医院，仍然没治好病，而在我的治疗下康复了。他们充满感激的目光，深深增强了自信。我断言：在我们负有高度责任感的不懈努力下，在广大患者再认识，尤其是在有志之士的支持下，21 世纪会是中医发展的世纪，脏腑经络点穴疗法一定会成为人们青睐的重要医疗手段。随着人们对疗法、疗效的认识、认可，希望能抛砖引玉，引起人们的重视，让更多的传统文化瑰宝在医学殿堂重放异彩。

学无止境，错漏之处，诚恳同仁指教。

在此鸣谢吕炳奎、李俊德、孙永章、王顺利、王凯风、任国庆、黄嘉敏、杨平、郭春芳、杨宜鹏、杨宜峰、马海龙、霍东萍等同志的大力协助。

杨理存

2003 年元旦

第一版前言

目录/

总 论

第一章 杨氏脏腑经络点穴疗法简介 ⋯⋯⋯⋯⋯⋯⋯⋯ 3

第一节 为什么称为杨氏疗法 ⋯⋯⋯⋯⋯⋯⋯ 3

第二节 为什么称脏腑经络疗法 ⋯⋯⋯⋯⋯⋯ 3

第三节 为什么称点穴疗法 ⋯⋯⋯⋯⋯⋯⋯ 6

第四节 为什么称疗法 ⋯⋯⋯⋯⋯⋯⋯⋯⋯ 7

第五节 疗法的科学性、实用性与方向性 ⋯⋯⋯ 7

第六节 "疗法"为什么治本 ⋯⋯⋯⋯⋯⋯⋯ 13

第七节 "疗法"治病机制 ⋯⋯⋯⋯⋯⋯⋯⋯ 14

第二章 杨氏疗法中的论气 ⋯⋯⋯⋯⋯⋯⋯⋯⋯⋯ 15

第一节 科学地认识气 ⋯⋯⋯⋯⋯⋯⋯⋯⋯ 15

第二节 科学地掌握气与利用气 ⋯⋯⋯⋯⋯⋯ 18

第三章 杨氏脏腑经络点穴疗法 ⋯⋯⋯⋯⋯⋯⋯⋯⋯ 27

第一节 杨氏脏腑经络内功点穴常规手法及功效 ⋯ 27

第二节 功效八法及治病原理 ⋯⋯⋯⋯⋯⋯⋯ 52

第三节 疗法的适应证与禁忌证 ⋯⋯⋯⋯⋯⋯ 58

第四节 临床注意事项 ⋯⋯⋯⋯⋯⋯⋯⋯⋯ 58

各 论

第一章 肢体经络病证 ⋯⋯⋯⋯⋯⋯⋯⋯⋯⋯⋯⋯ 67

第一节 颈椎病 ⋯⋯⋯⋯⋯⋯⋯⋯⋯⋯⋯⋯ 67

第二节 肩周炎 ⋯⋯⋯⋯⋯⋯⋯⋯⋯⋯⋯⋯ 72

第三节 类风湿 ⋯⋯⋯⋯⋯⋯⋯⋯⋯⋯⋯⋯ 74

第四节　腰椎综合征 ································· 76

第五节　强直性脊柱炎 ································· 79

第六节　股骨头坏死 ··································· 81

第七节　老年腰腿痛 ··································· 82

第八节　痿证 ··· 84

第九节　痛风症 ······································· 86

第十节　静脉炎（栓塞性坏死） ······················· 87

第二章　肺系病证 ······································· 90

第一节　感冒 ··· 90

第二节　哮喘 ··· 91

第三章　脾胃病证 ······································· 94

第一节　脾胃病 ······································· 94

第二节　胃溃疡 ······································· 96

第三节　胃下垂（附肾下垂） ························· 98

第四节　便秘 ··· 99

第五节　腹泻（泄泻） ······························· 102

第四章　心脑病证 ······································ 106

第一节　高血压 ······································ 106

第二节　冠心病 ······································ 108

第三节　中风（偏瘫、半身不遂） ···················· 111

第四节　头痛 ······································· 113

第五节　眩晕 ······································· 117

第五章　肾系病证 ······································ 120

第一节　遗精 ······································· 120

第二节　阳痿 ······································· 122

第三节　前列腺增生（癃闭） ························· 123

第四节　淋证（结石症） ····························· 125

第六章　气血津液病证 ·································· 129

第一节　厥证 ······································· 129

第二节　消渴病（糖尿病） ··························· 131

第三节　水肿 ······································· 133

杨氏脏腑

经络点穴疗法

第四节　更年期综合征 ································· 134

第五节　疲劳综合征 ··································· 136

第六节　肥胖 ··· 138

第七章　肝胆病证 ··· 141

第一节　胆石症（胆绞痛） ······················· 141

第二节　肝炎 ··· 142

第八章　妇科病证 ··· 145

第一节　月经不调 ··································· 145

第二节　痛经 ··· 149

第三节　闭经 ··· 151

第四节　慢性盆腔炎 ································· 153

第五节　不孕症 ····································· 155

第六节　癥瘕（囊肿） ····························· 157

第九章　儿科病证 ··· 159

第一节　疳积 ··· 159

第二节　惊风 ··· 161

第三节　小儿夜啼 ··································· 163

第四节　小儿遗尿症 ································· 164

第五节　小儿麻痹后遗症 ························· 166

第六节　小儿抽动——秽语综合征 ············· 167

第七节　儿童多动症 ······························· 169

第八节　自闭症 ····································· 171

第十章　五官科病症 ······································· 173

第一节　近视眼 ····································· 173

第二节　慢性鼻炎 ··································· 174

第三节　风流眼 ····································· 176

第四节　牙痛 ··· 177

第五节　色素斑 ····································· 178

第十一章　精神神经系统病症 ··························· 181

第一节　面瘫（面部神经麻痹） ················· 181

第二节　顽固性三叉神经痛 ······················· 182

第三节　神经衰弱 …………………………………………… 184

第四节　抑郁症 ……………………………………………… 186

第五节　癔症（精神病）　…………………………………… 189

跋 …………………………………………………………… 192

杨氏脏腑

经络点穴疗法

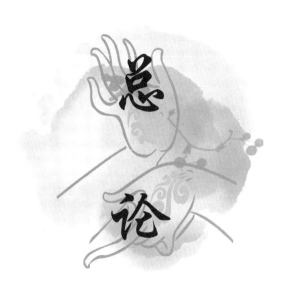

总论

第一章 杨氏脏腑经络点穴疗法简介

杨氏脏腑经络点穴疗法（以下简称"疗法"），集十八代先人与师父德真（杨理存）几十年临床经验，经师父多年刻苦学习与研修，从感性认识上升到理性认识，创编形成。师父继古而不泥古，崇今而不媚今，形成了一整套具有独特的理论与手法、良好治疗效果、调治百病的独特技法。

第一节 为什么称为杨氏疗法

首先，此疗法有文字记载在杨氏宗族，已秘传十九代之久，代代相传，门规甚严，有传男不传女、传长不传次之说。此疗法追溯到十九代之前，传于何姓，又是否传于他姓，无从考证。其次，此疗法于中医按摩、推拿界除师父及所传弟子外，没有雷同。中华中医药学会某位领导考察此疗法后称："您这种疗法，只在《黄帝内经·灵枢》篇中见有记载，能施此法者，只见您一人，实为首见绝学。"并称师父为"国宝"。因当今之世，只有杨门传承此疗法，故称为杨氏疗法。

师父打破门规，愿把这一传统文化瑰宝奉献于世。一为有志之士所学，二为救治广大患者所用，三为弘扬祖国文化之瑰宝，四为人们免受药物毒性和不良反应的危害，为人们的健康长寿做出贡献。

第二节 为什么称脏腑经络疗法

脏腑就是人体五脏六腑，我们中医学智慧的祖先对人体科学的研究认识是相当精深的，远远超出现代解剖学对人体五脏六腑功能与机能的认识。

祖先们认识到：五脏属阴，即心（心包）、肝、脾、肺、肾。功能一是藏精气（阴阳二气），二是与精神活动有关。并认识到：六腑属阳，即胆、胃、小肠、大肠、膀胱、三焦，功能是受盛与传化水谷，意主气化。也就是：五脏属阴，以传导指令信息物质为主（包括心包），各脏有一阴经循行体表阴面；六腑属阳，以化生能量信息为主，各腑均有阳经循行于人体阳面。五脏六腑又相互表里，阴阳合和，而神清气爽。疗法认识到五脏六腑是人体生命活动的中心，五脏六腑的功能与机能活动状态，直接影响人体的健康程度与寿命长短，五脏六腑功能与机能活动正常，人体就健康长寿；五脏六腑的功能与机能活动不正常，人体就不健康，就会出现疾病状态甚至缩短寿命。人体疾病除不内外因[①]所致病患以外，所有的内因与外因所致疾病无不与五脏六腑有关。大量的临床病例说明，病位在某个脏腑的疾病，通过对相关脏腑经络气血的调治，就能够康复。而那些病位不在脏腑的，如在头部的五官科疾病，各种类型的头痛、头晕、脑神经疾患或病位在四肢、躯干的疾病，如股骨头坏死、强直性脊柱炎、类风湿等疾病，同样与五脏六腑有关，同样可以通过对相关脏腑经络气血的调治而康复如初。因疗法认识到脏腑在人体生命活动与疾病治疗中的重要性，所以，疗法在临床治疗中，重视对五脏六腑经络气血的调治，尤其重视对三焦气化的调治。

我们智慧的祖先认识到人体存有经络系统，如十二条经络、奇经八脉，根于五脏六腑并循行于体表，是与宇宙相沟通的神秘系统。经络是运行气血的通道，《黄帝内经》有云："经络决死生，处百病，调虚实，不可不通。"可见经络在人体生命活动中起着至关重要的决定性作用。

经络气血是什么？经络无形、无解剖物质，里面运行的气血当然也是无形、无解剖物质。那么经络气血到底是什么？师父多年潜心研修，认识到：经络气血是电子状的人体生命信息物质。人体生命信息物质有二：一为生命指令，调控信息，即使人体有序生成、有序生长、有序的人体内外运动的指令信息，称秩序信息，简称序信息；二为生命力信息，是人体有序生成、有序生长、有序的内外运动的力量源泉，或称能量信息，简称力信息。经络气血的气是正生物电磁，为阳属的能量力信息物质；经络气血的血是负生物电磁，为阴属的指令序信息物质。就是说，经络气血就是生物学家所认识到的人体生物电磁，也就是祖先论述的人体的阴阳，这种阴阳信息物质又主宰调整着人体阴属阳属的有形物

---

① 不内外因：《三因极一病选方论》："其如饮食饥饱，叫呼伤气，尽神度量，疲极筋力，阴阳违道，乃至虎狼毒虫，金疮踒折，病忤附着，畏压缢溺，有背常理，为不内外因。"

质，如人体内有形气、液，也就是现代人体物理学家所认识到的人体生物电物质。

同时，师父进一步认识到，脏腑经络气血即人体生命秩序调控信息与生命力信息，主宰着五脏六腑的功能与机能，脏腑功能就是脏腑在人体生命活动中的功能作用，脏腑机能就是脏腑本体的生命活动。例如：脏腑经络气血主宰五脏六腑生命序信息与力信息。

分别是：心（心包）藏神，主血液，为君主之官，在志为喜，在液为汗，在体合脉，开窍于舌，其华在面；肝藏魂，主疏泄、藏血，为将军之官，在志为怒，在液为泪，在体为筋，其华在爪，开窍于目；脾藏意，主运化、升清、降浊、统血，为谋虑之官，在志为思，在液为涎，在体合肌肉，开窍于口，其华在唇；肺藏魄，主呼吸、宣发、肃降，为宰相之官，朝百脉、主治节，在志为忧，在液为涕，在体合毛，其华在毛，开窍于鼻；肾藏志，主藏精、生长、发育、生殖、技巧和水液代谢，为作强之官，主骨生髓，其华在发，主纳气，在志为恐，在液为唾、口津，在体为骨，开窍于耳与二阴；胆为中清之府，为决断之官，肝与胆又有经脉相互络属，而为表里；胃腐熟水谷，主容纳，为仓廪之官，主通降，以降为顺，与脾络属，互为表里；小肠分清别浊，主代物，为受盛之官，小肠与心有经脉相互络属，故与心相表里；大肠传泻糟粕，主变化，为传导之官，大肠与肺有经脉相互络属而互为表里；膀胱储藏津液，主气化，为州都之官，与肾有经络相互络属，故为表里；三焦主持诸气，总司全身的气机与气化，疏通水道，主气血周流，为决渎之官，与心包相表里。

另外，脏腑经络气血还主宰着人体与脏腑的阴性或阳性物质，如果经络气血失调，当然会出现对阴性或阳性物质的作用减弱，造成阴性或阳性物质失衡或病变，出现气郁、血瘀、阴虚、寒凝，或阳亢、热毒，或出现病变物质，如细菌、病毒。反过来讲，上述阴性或阳性的病邪物质也会影响到人体经络气血，即人体序信息与人体力信息的失调，作用的失常。

中医治病就要做到化解病邪，疏通经络气血，实施平衡阴阳的一系列治疗措施，达到治疗目的。师父通过长期临床实践，更深层次认识到：经络通，健；经络塞，病；经络存，生；经络消，亡。所以，人们应该认识到经络在人体生命中的重要地位，为什么可"决死生、处百病"。

第三节　为什么称点穴疗法

中医治疗疾病要化解病邪，疏通经络气血，平衡阴阳。疗法是运用什么手段或方法实现上述目的的呢？疗法是以中医学藏象学说与经络学说为理论依据，临床治疗主要运用医疗内功，以指代针，点按不同经穴，并结合循经推拿手法，达到治疗目的的。也可以讲，疗法是运用祖国两枚传统文化瑰宝，一枚为医疗内功，一枚为中医学外治法中的推拿疗法，使之有机地结合，运用于临床，产生常人不可思议的治疗效果。

何为点穴推拿？点穴推拿是我国最古老的治疗方法之一。随着社会的变迁，因种种原因，此疗法几近灭绝，只被极少数人或家庭秘传下来。疗法于杨门秘传十九代之久，师父研究整理使之理论化、系统化而公布于世，供仁人志士所学、所用，让疗法在为人类健康服务、疾病治疗活动中绽放出新的异彩。

内功，就是人体内部功能于体外的功能作用表现。疗法所配合运用的医疗内功——道元功，属道家无为功法，是要求人们在进入"天人合一"状态下，实现"天人相应"，即摄取宇宙阴阳转为人体阴阳，是强化人体经络气血的修炼活动。通过术者长期刻苦的修炼，强化经络气血，积累较强能量。一可调整人体经络气血，祛病强身，开慧益智，延年益寿。二可聚能量信息于指端，循经点按患者经穴，强化患者经络气血，达到化解病邪、平衡阴阳以治疗疾病的目的。

疗法点穴可分为两种：一种是点按常规穴位，以提高人体免疫力；一种可根据不同病情、不同病症、不同病位，辨证或增减或补泻点按相关脏腑经络穴位，以达到治疗疾病的目的。推拿手法也分为两种，一种为常规推拿手法，以提高人体免疫力；又可根据不同病情、不同病症、不同病位、不同病灶，辨证施以推拿八法与不同手法，达到治疗各种疾病的目的。

临床实践、研究证实，点穴可具有五种不同的作用。《素问·气穴论》中云："孙络三百六十五穴会……以溢奇邪，以通营卫。"《灵枢·

九针十二原》中云："所言节者，神气之所游行出入也。"《灵枢·营卫生会》中云："营卫者，精气也，血者，神气也。"《素问·气血论》中云："分肉之间，溪谷之会，以行营卫，以会大气。"一为输注经络气血，二为反应病痛，三为治疗疾病，四为预防疾病，五为与宇宙沟通。所以，施以循脏腑循经络内功点穴推拿疗法，疗效显著。

第四节　为什么称疗法

杨氏脏腑经络点穴疗法的理论具有独到之处。

1. 具有自己完整的，对于阴阳、经络气血有独特认识的思想理论体系。

2. 体现中医整体观，区别于头疼医头、脚疼医脚的局部治疗方法，形成一整套以脏腑、腰背、四肢、头面，对人体经络气血整体调治的系统常规手法。

3. 认识到人体脏腑、腰背、四肢、头面部位都有开门穴，只有点通开门穴，才能保障取得对上述部位疾病治疗的最佳效果。

4. 突出辨证施治，根据不同病情施以局部治疗手法，以指代针，结合运用医疗内功，点按、推拿不同经络穴位，以疏通经络气血，增强三焦气化作用，化解病灶，达到平衡阴阳、恢复人体或局部生命指令序信息与生命能量力信息正常作用，治疗各科疾病。

5. 疗法六诊合参，诊断疾病。除运用望、闻、问、切四诊外，增加摸（触摸）、量（量比）两诊。检查颈椎病、腰椎病施用血线检查法，检查疾病，判断疾病。对于神经科、内科等疾病施以腹诊，用手直接触摸，通过触摸不同部位、不同性质、不同形状、不同属性的病灶，检查疾病，判断疾病。

综上所述，其具有独特的理论体系，体现了中医整体观，又突出了辨证施治的系统手法，临床效果表现出的科学性、实用性在中医学领域自成一统，为人们提供了一种独具特色的、系统的、全新的治疗方法。

第五节　疗法的科学性、实用性与方向性

临床实践证明，疗法不但能治疗各科疾病和多种疑难杂症，做到了

"决死生、处百病"，而且显著的医疗效果体现了治本的五大特点，为人们提供了一种可避免药物不良反应及药源性疾病发生的医疗方法。

（一）疗法处百病的科学性

其科学性体现在如下几个方面：

1. 科学地认识人体阴阳

《素问·阴阳应象大论》云："阴阳者，天地之道也，万物之纲纪，变化之父母，生杀之本始，神明之府也，治病必求于本。""阴阳离决，精气乃绝。"辨证首辨阴阳，治病平衡阴阳。

人体阴阳分为三个层面。第一层面是人体高层面阴阳，是人体生命物质，或说是人体生命信息物质。这种生命信息物质有二：一为生命力信息物质，一为生命秩序信息物质。这一物质运行在人体经络系统中，就是中医学所论述的"经络气血"，左右着人体五脏六腑各个系统的生命力（机能）和生命秩序（功能）的正常发挥。第二层面是人体低层面阴阳，是以物质属性论阴阳：有形的、寒冷的、下降的、收引的为阴，无形的、温煦的、上升的、发散的为阳。第三层面是按人体部位定阴阳：前为阴后为阳，体内与体表内侧为阴，体外与体表外侧为阳，五脏为阴六腑为阳。

人体低层面阴阳均是在高层面阴阳即人体的生命序与生命力信息物质的作用下发挥作用，经临床验证，高层面阴阳平衡会影响到低层面阴阳的平衡，高层面阴阳的失衡，会影响到低层面阴阳的失衡，也就是说解决了高层面阴阳的平衡，也就解决了低层面阴阳的平衡，这也就是中医学诊病首辨阴阳、平衡阴阳为"治病之本"的道理所在。

如何把握阴阳，首先是投"明师"，刻苦修炼医疗内功，自己能体悟到阴阳，认识到阴阳是宇宙与人体客观存在的物质；其次是多年临床感知高层面阴阳的失调进而影响低层面阴阳失调的病机、病性，如阴、阳、升、降、出、入、虚、实、盛、衰、寒、热，当属阴证或阳证，病位流窜于何经何络。

临床一旦把握了阴阳，病机、病性、病位，即可有针对性地调治阴阳，平衡阴阳，循经、归经选配点按与病机、病性、病位相关的经络腧穴，达到疏通经络气血、化解病灶、平衡阴阳、治疗疾病的目的。

2. 科学地认识疾病本源——病灶

《金匮要略》提出："千般灾难，不越三条，一者，经络受邪入脏腑，为内所困也；二者，四肢九窍，血脉相传，壅塞不通，为外皮肤所中也；三者，房室金刃虫兽所伤也。"也就是说，中医认识到疾病的成因是内因、外因、不内外因，或说是因内生、外侵、他犯而成。那么疾病是如何形成，又是如何在人体内存在，或说以什么形式存在的呢？

师父通过总结十八代先人与自己几十年的临床经验，对于疾病有独特的认识，认识到疾病所产生的酸、麻、胀、痛、晕、肿、冷、热的症状感觉，是由不同病因所形成的。不同性质的，如郁滞（气郁）、瘀滞（血瘀）、凝滞（气血寒、热邪）；不同形状的，如点状、块状、网状、条索状的，因不同疾病涩滞在人体不同部位、不同脏腑、不同经络、不同穴位的病灶所造成。

人们不舒服，认为自己病了，来看医生，而医生不应只把患者口述的症状作为疾病本质来治疗，而应通过望、闻、问、切、摸、量六诊合参，分析、判断、辨明导致出现这些症状的病因，继而分析病灶的性质、形状、部位、归属的经络等，针对症状化病灶，除病因，治病本。

大量的临床总结证明，大部分内科疾病是因内伤七情、外感六淫而生，甚至骨伤科疾病的病变都与内伤七情、外感六淫有密切联系（在后面论述疾病时会详细论述）。

内伤七情指怒伤肝、喜伤心、思伤脾、悲伤肺、恐伤肾、惊伤心、忧伤肺。伤，就是损伤了脏腑的机能与功能的正常发挥，损伤了脏腑气机，影响了人体或局部生命序信息与生命力信息的正常发挥。

怒则气上，造成肝阳上亢，出现眩晕的症状，形成高血压、心脑血管病等。喜则气缓，人们常有笑得浑身没气力了的情况，甚至猝死。《岳飞传》中，气死金兀术、笑死牛皋就是很好的例子。思则气结，气机运化不畅，脾胃失和，而影响后天摄养。《红楼梦》中，林黛玉茶饭不思，严重损伤脾胃，继而损及子脏——肺，最后身患"肺痨"而亡。悲则气消，人们大悲伤气，气机郁涩伤肺，气机不力而储痰，宿痰成"痨"，肺久病不及时调治，继而伤心气，造成心理素质低下。恐则气下，下而不固，双腿发抖，二便失禁，可见于新战士在激烈的战斗中，因恐极而发，肾水受损，心火必炎，而神志失控。这气上、气缓、气结、气消、气下都属郁涩之邪而影响脏腑气机正常运化，影响人体生命序信息与生命力信息的正常作用的发挥，继而影响到人体脏腑机能的正常发挥，出现酸、麻、胀、痛、晕、眩、冷、热的症状信号，这些信号提醒人们自己不舒服了，患病了，提示医生患者患了什么性质的疾病。

（1）郁滞阶段：郁滞是疾病形成的第一阶段。这是治疗疾病的最佳阶段，这一阶段被称为"亚健康状态"，可是多数人不能认识到这是因气机失调而非器质性病变导致的疾病，例如：在临床收治的一名患者，因家庭突发两件大事，患者严重损伤气机，多次昏厥、抢救。几家著名的医院用尽所有检测手段，不能确诊。患者来我所就诊，经诊脉辨证分析确立治则、治法，施以疗法，经一个疗程的治疗，昏厥再未复发，经两个疗程的治疗，完全康复。这例病案突出表现了中医诊断的科学性及治未病的特点。所以，在郁滞阶段得不到正确治疗会出现进一步病变。

（2）气滞血瘀阶段：郁久生滞，"气为血帅，血随气行"，气郁则血滞，气滞则血滞，气血瘀滞，会出现营卫虚弱，导致宇宙六淫乘虚而入，更加影响人体脏腑气机，继而影响人体脏腑功能与机能的正常发挥，出现酸、麻、胀、痛、晕、胀、冷、热的感觉，进而发展为血瘀阶段。"血为气之母"，血瘀而影响气运，也就是影响人体生命序信息与生命力信息的输布，形成病变。病变往往会出现西医所说的炎症如肝炎、肾炎等，疾病"瘀久生热"，肉腐血败，出现严重器质性病变。

宇宙阴阳化生六气，风、寒、暑、湿、燥、热（火），通过六气的变化而化生万物。变为果，化为用，变变化化，才能有万物的生、长、化、收、藏。而如果宇宙阴阳失衡，影响到地球阴阳的失衡，六气太过或不及，转而为淫邪之气，中医称为六淫邪气，由于气滞血瘀，人体营卫虚弱不固，宇宙六淫乘虚而入，七情郁滞与六淫相互作用，病情发展为凝滞阶段。

（3）凝滞阶段：这一阶段病情加重，严重阻碍经络气血与有形气血的功能与机能作用，病情为气滞血瘀寒（热）凝。疾病后期阳虚阴败，气化不利，又因寒性挛缩、拘紧出现寒凝，随着疾病的发展，郁而化热，寒极生热，故成寒热错杂之征、血热肉腐之状。经临床验证，对癌症病人施以点穴疗法，患者会大量地排寒和泻败。西医所称的器质性病变，包括血脂变化、五脏六腑器质变化、坏死、增生、肌瘤、癌变等，在这一阶段要更加积极地寻求正确方法治疗，而绝不应简单地一刀了之，这一阶段也能通过疏通经络气血、化解病灶、消除器质性病变而完全康复。

病灶就是内伤七情之邪与外感六淫之邪相互作用而形成的挛缩灶，不同病因会涩滞于脏腑不同经络、穴位，不同病情会出现不同形状的如点状、块状、网状、条索状的病灶。临床点状、块状病灶多为虚证，网状、条状病灶多为实证，条索状病灶多为精神方面疾病。但任何事物都不是绝对的，某种情况下也会出现特殊性。师父总结大量的临床经验，把病灶基本分为8类不同属性的病证，分别是：风证、寒证、湿证、燥证、热（火）证、结证、虚证、实证。要通过施以脏腑经络点穴疗法24种手法及所体现出的8种功效之法即温、通、补、泻、汗、合、散（削）、清（下）以治八证，分别为：寒证温法治之，燥证散法治之，实证泻法治之，虚证补法治之，风证汗法治之，湿证合下法治之，结证通法治之，热（火）证清泻法治之。

通过以上所述，我们认识到，疾病是由内伤七情、外感六淫而致，也就是临床总结认识到的"风为百病之首，气为万病之源"。我们应该注意养生之道，一是调整好情绪，免生郁涩之邪；二是回避六淫，科学防治六淫，以避风、寒、暑、湿、燥、热之邪，同时，我们也认识到脏腑气机的重要性，所以要注意为脏腑气机的通畅，为五脏六腑功能与机能的发挥提供良好的条件。所以，我主张人们自我保健，"眼要常涮，脖要常转，腰要常旋，腹要常运"，如果人们不注意调节情绪，不避六淫，不注意保健，不通养生之道，一定会影响身体健康。以歌概括即："耳濡目染身乱尘，郁、瘀、凝滞病缠身，劝君精研养生道，精盈气定神更真。"

当然，如要达到以上目标，还需临床人员具备不可缺少的基本条件：一是要具备掌握能实施上述目的的治疗方法，二是要具备能够疏通经络气血、化解病灶，点按相关经络腧穴的医疗内功能量物质。

总之，中医推拿工作者，一旦能认识阴阳，把握阴阳，又掌握了临床所应具备的技法与较强的医疗内功能量，并做到审病因、辨病理、明病变、知病位、施妙法，就一定能调治阴阳，调神明之府，治疾病之本。

（二）"疗法"治本的实用性

大量临床治疗的显著效果，印证了人们给予中医学治本的高度评价。"疗法"为什么治本？依据是什么？依据是《素问·阴阳应象大论》："阴阳者，天地之道也，万物之纲纪，变化之父母，生杀之本始，神明之府也，治病必求于本。"师父认识到，阴阳是人体生命秩序信息与生命力信息高层面物质，发布着人体与各脏腑的生命序信息与生命力信息，并调控着人体阴属物质与阳属物质的平衡的正常生命活动。一旦因不同病因、病灶，影响了人体元阴元阳，即人体生命秩序信息与生命力信息的正常发布，除直接影响到脏腑的功能与机能的正常作用外，并影响着对人体阴性物质与阳性物质的调控，使之失衡，而进一步发生病变，而出现细菌、病毒感染的症状，如中医所说的热毒与寒凝等。掌握了阴阳，即掌握了医疗内功能量与施放内功的点穴与循经推拿的手段，故能平衡阴阳，解除病变物质而康复肌体，最终达到治本的目的。经十八代先人与师父几十年的临床实践证明，杨氏脏腑经络点穴疗法对各科疾病，包括现代医学很多认识不清、治疗效果不理想的疑难杂症，均有显著的疗效，这主要是源于"疗法"对中医学关于人体科学、自然科学的深入理解、认识、掌握与应用。

（三）"疗法"的方向性

寻求能克服药物不良反应和防止药源性疾病的发生与危害的治疗方法，是21世纪医学界正在研究和渴望解决的难题，"疗法"所具有的特点和有效的临床治疗效果正是对这一难题的攻关和解答。"疗法"具有如下五大特点：

1. "疗法"不用服药，不注射药物，避免了药物不良反应的毒害。

2. "疗法"因无毒无药物不良反应而避免了药源疾病的发生。

3. "疗法"通过手法治疗，绝对安全可靠，无再伤害。

4. "疗法"治疗化解病灶，能彻底地清除病因，根治疾病，恢复人体的正常生理机能。

5. "疗法"对人体精、气、神三系统的整体调治，恢复了人体生命力信息与秩序信息，极大地提高了人体免疫能力，使广大接受治疗的人们不但被治愈疾病，而且愈后神足体健，很少再患病。

实验室资料证实，脏腑经络点穴疗法的治疗原理是：术者聚多年修炼的内气（一种高功能物质）于指端，注入与疾病相关的脏腑经络穴位，能起到疏通经络、活血化瘀、舒筋活血、通利关节、调节营卫、安神镇静、麻醉止痛、杀菌消炎、促进细胞再生、调节人体阴阳气血的平衡、促进消化、扶正祛邪、根消疾病、推陈出新的一系列物理反应的奇特效果。实验证明：内功推拿对血液中红细胞数、白细胞数、白细胞吞噬细菌的能力和血清中补体效价指标的改善，调节各方面系统的机能状态，增强抵抗力与康复再生能力均能产生很奇特的物理反应。我们对治病机制作歌云："治病首调经（经络），经本脏腑兴，脏腑阴平阳秘气自生，气生经自通，经通血自行，血行滞自化，滞化风自息，风息湿自消，湿消痰自清，痰清五行生，行生六腑乘，五生六乘心自明，心明神自爽，神爽百骸松，心明神爽骸松成寿星。"

点穴推拿治疗调动了人们的生理机能，人们会惊奇地发现康复后很少患病，精神状态通过整体调治能发生质的改善。所以我们坚信：在我们负有高度责任感的不懈努力下，在广大患者再认识，尤其是有志之士的支持下，21世纪将是中医发展的世纪，脏腑经络点穴疗法将成为21世纪人们青睐的医疗手段，故确定了"疗法"的方向性。

第六节 "疗法"为什么治本

大量的临床实践证实，施以"疗法"能治愈许多各科久治不愈的疑难杂症，达到了治本的目的。民间也流传这样一句话："中医治本，西医治表。"本在哪里？《素问·阴阳应象大论》中云："阴阳者，天地之道也，万物之纲纪，变化之父母，生杀之本始，神明之府也，治病必求于本。"这一经典精辟地论述出大自然科学本源之理，同时又道出了医疗本源之理。中医祖先认识到，宇宙中存有两种物质称其为阴阳二气。这二气，化生宇宙天地，化生万物，化生变化，左右生死，内存神明，是治疗疾病的根本。我们经过多年研修认识到：阴阳就是宇宙万物遗传基因DNA物质，即生命物质。生命物质包括两个部分，一为阴，生命指令调控秩序信息；一为阳，生命能量力信息。治病必须认识人体存在阴阳，治病必须平衡阴阳，即恢复人体阴——生命指令序信息与人体阳——生命能量力信息的正常作用，才是治疗疾病的根本。中医认识到：人们的许多疾病均是人体阴阳的失调、作用的失常。阴阳二气大至其外，小至其内，无处不在，也就是说，阴阳二气大至宇宙空间，小至人体细胞都存有阴阳二气。我们正是在这种理论的指导下，凭借手法，通过对人体经络气血的调治，达到治本的目的。可见，医者能认识阴阳、把握阴阳、平衡阴阳，就能达到治疗疾病之本的目的。

第七节　"疗法"治病机制

人们患病因不同病因，形成不同临床症状、不同属性、不同性质、不同形状的挛缩病灶，阻塞经络，即阻碍人体能量力信息、指控序信息的正常运行和作用发挥，导致五脏六腑、四肢百骸、筋、骨、皮、肉的机能不能正常发挥，病灶部位内的神经系统感知到病灶挛缩，所出现的酸、麻、胀、痛、肿、晕、冷、热症状。术者聚医疗内功于指端，施以脏腑经络点穴疗法的 24 种手法，点按推拿经络、穴位，通过手法产生的 8 种功效，疏通经络气血，化解病灶，平衡阴阳，达到治疗各科疾病的目的，这就是脏腑经络点穴疗法治病的机制所在。因"疗法"对人体精、气、神有很强的调整作用，所以具有高层次的保健作用。

第二章　杨氏疗法中的论气

"不知气不足以言太医。"太医者，国内名医，杏林圣手，因医术高明被古代皇帝选进皇宫太医院（署）者。不知气，不认识气，不把握气，不能调治气者，不能称得上是位好中医。

第一节　科学地认识气

中医的一个"气"字十分了得，中医认识到人体由气化①而生，气化而长，气化而去（亡）。我们先概括认识一下人体：人，首先由父之精气（阳气）与母之精气（阴气）相合，又注入上天一点灵气（宇宙人类遗传基因，人体 DNA 物质），在气的作用下，于母体内有序而生。10 月临盆降临人世后，在气的先天阴阳与后天阴阳的作用下而长。生长过程中又可能会因不同原因导致气机紊乱、气化不利，或因气的相互之间作用不能互动、平衡而生病。人们进入老年，最终"阴阳离决，精气乃绝"，人们失去生命物质而成为尸体，意即气尽而亡。由此我们可知人体由气化而生，而又化生为气的生命过程，所以我们必须认识到人体有哪些气，又是如何主宰即参与人体生命活动的，各种气的各自功能作用，因何不能发挥各自的作用，又是如何能恢复各种气的功能等。

中医学还认识了人体各气的气机②与气化。气机者：气之运行秩序机制与规律和机能作用，即人体生命秩序信息与生命力信息的机能的作用。气化者：分泌、电解、吸收、消化、转化。化，即把饮食物气化为血液，进而气化成各种营养成分，供人体各部吸收；气化电解为各种微量营养物质如钙、镁、锌、铁等电离子物质供人体吸收利用；气化阴属

---

① 气机：体内气体的运动变化，气化功能失常则会引发疾病。
② 气机：人体内气的正常运行机制，包括脏腑经络等的功能活动。基本形势为升、降、出、入。

阳属物质，排淫邪外出，提高人体免疫力；气化新陈代谢废液、残物外出；气化人体阴属阳属生命物质吐故纳新；气化精、精化神、神又化气，身轻体健，耳聪目明，神清气爽。

中医学还认识到人体喜、怒、忧、思、悲、恐、惊七情对人体正气作用的影响，进而形成病灶，产生郁涩之邪气，郁阻经络气血或有形气血的气机气化；因外感六淫，风、寒、暑、湿、燥、火对人体正气的影响，进而形成病灶产生固涩之邪淫之气，影响人体经络气血或有形气血的气机气化作用的正常发挥。尤其两者结合相互作用，产生的病灶对人体气的机能作用，即气机气化作用会造成更大影响，会阻碍人体生命秩序信息与生命力信息（即经络气血）正常的传递。

我们首先研究认识人体真阴真阳之气。

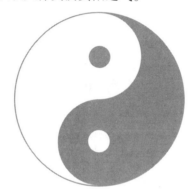

中国文化起源于道学，远古伏羲帝最原始地画出了宇宙天体运行图——道家符号阴阳鱼，一个圆中两尾鱼，头尾相互为用的阴鱼与阳鱼，阴鱼阳眼，阳鱼阴眼，这个外圆表示偌大的宇宙，里边的阴阳鱼表示宇宙中存在充足的阴阳两种互动的物质。

而且认识到阴阳二气相互作用，互根、互生、互用、互相制约、互为消长，可互相转化，形成天地。在阴阳作用下，清升为天，浊降为地（星球）。在《素问·阴阳应象大论》中有更精辟的论述："阴阳者，天地之道也，万物之纲纪，变化之父母，生杀之本始，神明之府也，治病必求于本。"宇宙有阴与阳两种不同属性的物质，这两种物质是天地形成与运行的道，即天地形成与运行的规律与秩序，使浑然一体的宇宙清升为天（宇宙），浊聚为地（星球），并有秩序地运行；像神明一样，是万物的纲常法纪，像父母一样，主宰万物的变化。是万物生与死的本始，意思是这两种物质像神明一样，主宰着万物有秩序的生成、生长、变化和消亡。而且是治疗疾病的根本，意思是中医学中强调的诊断方法要首辨阴阳，治病要平衡阴阳，这是治疗疾病的根本。

我们经多年研修体悟到：道家丹道学中修的是宇宙阴阳二气，这个宇宙阴阳即是宇宙万物的生命物质，生命物质是个统一体，但又可一分为二：一为万物生命的遗传基因阴属的秩序信息，二为万物生命的遗传基因阳属的生命力信息，我们把其称为真阴真阳。

我们中华民族智慧的祖先早已认识到宇宙原为混沌，大爆炸将混沌一分为二，清升为天，浊降为地，而这过程，均是在一种被称作原始祖气的作用下完成的。并称之为"道可道，非常道，强曰为道，大至其外，小至其内，无所不在"，进而以"天人合一"研究中医学、武学、易学等，并在内外丹的研修中创立了科学的四大发明，即火药、造纸、指南针、印刷。指南针、印刷术为人类的科技进步奠定了基础，做出了贡献。"经络"这一运输真阴真阳，即生命序与生命力信息的神秘系统，是中医学诊断与治疗疾病的基础，为中华民族的健康繁衍昌盛做出了不可磨灭的贡献，而且随着人类健康意识的增强，对药物不良反应于人体危害的认识逐步提高，人们渴望一种不打针、不吃药、无不良反应、无再伤害、无药源性疾病的治病方法，这种方法是中医学中外治法的物理疗法或信息疗法，所以说，经络学说会在医学中发挥相当重要的作用。

因阴阳二气在人体生命活动中的重要作用，如"阴平阳秘，精神乃治""阴阳离绝，精气乃绝"，即人体存在阴阳而存在生命活动，不存在阴阳则生命活动停止。所以，中医学认识到诊病要首辨阴阳之道，治病需平衡阴阳之理。作为中医医师，不懂阴阳，如何是个好中医？俗话说："不懂阴阳瞎子撞墙，不明经络伸手便错。"阴阳是人体生命物质，阴阳的气化活动是人体生命的活动，没有了阴阳，就不是生命人体，而是尸体。

祖先认识到原始阴阳祖气是构成世界的基本物质，宇宙间的万物都是由阴阳的运动变化而生成，如《周易·系辞》中云："天地氤氲，万物化醇。"《素问·宝命全形论》中云："人以天地之气生，四时之法成。""天地合气，命之曰人。"也就是说，人是天地的产物，秉大自然之法成。《医门法律》中云："气聚则形成，气散则形亡。"这就是所谓

"天人合一"文化的起源，中医学源于"天人合一"文化，利用发展了"天人合一"文化，利用"天人合一"之气的变化，创立了科学的中医学。《素问·六节藏象论》中云："天食人以五气，地食人以五味。五气入鼻，藏于心肺，上使五色修明，音声能彰，五味入口，藏于肠胃，味有所藏，以养五气。气和而生，津液相成，神乃自生。"人的生命活动需要从"天地之气"中摄取营养成分，即鼻摄五气之阴阳，口食五味之阴阳，阴阳合而神生。

"不知气不足以言太医"，即不认识气，不把握气，不能调整气，就当不好中医，尤其对临床按摩医生更为重要。内功是源于人体内部的生命活动、阴阳相互作用的力与能，在人体外不同形式的外在表现的力与能。人们对内功没有什么值得怀疑的，医疗内功的修炼，只不过是在中医学经络气血理论的指导下，长期地、忘我地、"天人合一"地实现"天人相应"修炼而成。医疗内功（气功）科学是中医学的孪生姐妹，中医学是通过医生施以不同医疗手段，内治法与外治法疏通经络气血，增强气化作用，化解病灶，平衡阴阳，治疗疾病；医疗内功（气功）科学是通过自己修炼经络气血，增强气化作用，化解病灶。两门学科均是应用经络气血理论，达到共同目的。所以说，它们是孪生的中华民族祛病强身的传统文化瑰宝。

第二节　科学地掌握气与利用气

中医不论内治还是外治均是以调治不同的"气"而达到治疗目的，中医点穴还可利用"气"而疏通"气"以达到治疗疾病的目的。下面着重谈科学掌握气、利用气，即医疗气功临床应用。

（一）杨氏道元医疗气功的修炼

道元功即道家元始功法之意，道家功法的最大特点是强调无为，即无人为意识与无人为编排的动作。道家认识论述到"无为而无不为"，即是在无为的状态下修炼，最后达到无不为的程度，也就是说通过在无为状态下长期修炼，最后取得较高功能，达到无不为程度，或说为所欲为的程度。道元功法有三种修炼方法：动静功法、静坐功法、天人合一功法。

1. 道元动静功法

主要用于祛病强身和内功修炼。

（1）起式

双脚叉开，与肩同宽，十趾着地，气运十趾，双腿微曲，不需挺直，下颌微收，舌抵上腭，牙齿微张，口微闭，眼微闭，内视观鼻，鼻观口，口观心，全身放松，松而不懈，双手手心朝下，手指放松，气运十指于脚趾拉气上举，见图2-1。于眉前结印（子午印①），见图2-2，稍停片刻。

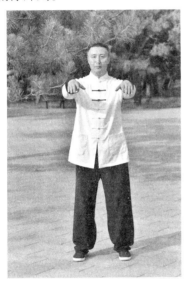
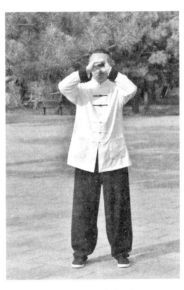

图2-1　左右亮爪一　　　　　图2-2　左右亮爪二

（2）环抱太极

口诀：平心静气抱阴阳。

五指放松张开，两臂微弯，平举眉前，如抱球状，开合程度以气感而定，稍停片刻，见图2-3。

（3）掌推乾坤（掌推阴阳）

口诀：气运丹田调升降。

双臂内收，胸前抱球，距中丹田10～20cm合为上下掌，男右手在上，女左手在上，相距10～20cm，见图2-4。双手拉阴阳气，右掌推

────────────

① 子午印：右手大拇指，中指掐边在手无名指的指根处，左手的大指和中将扣在一起。

向上方，左掌推向下方，见图 2 - 5。双手回胸前抱球，换掌，左掌推向上方，右掌推向下方，见图 2 - 6。如此反复 3 次，回胸前抱球。

杨氏脏腑

经络点穴疗法

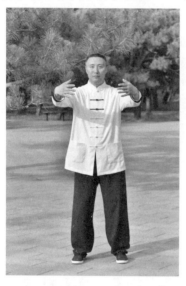

图 2 - 3

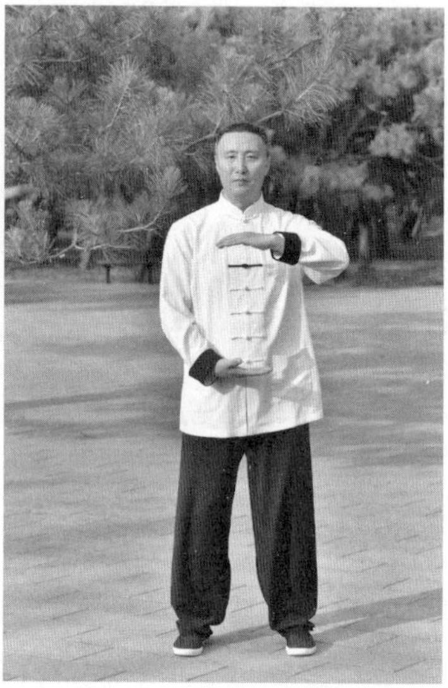

图 2 - 4

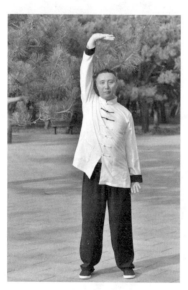

图 2 - 5

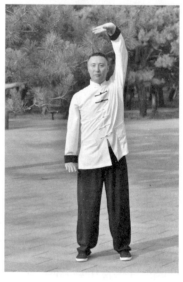

图 2 - 6

（4）观海望月

口诀：五劳七伤把月望。

双掌同上式分推向斜上方与斜下方不动，随身体以腰、颈为轴，向左转体,眼观右足跟,见图2-7。转体,双掌回胸前抱球,换左掌推向斜上方右掌推向斜下方不动,向反方向转体,眼观左足跟。见图2-8。如此反复3次。

收式:双掌置于身两侧。

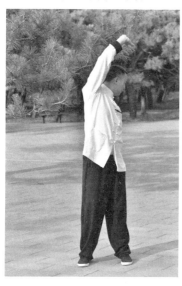

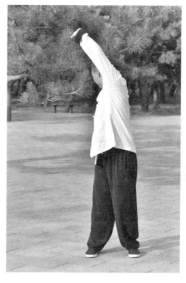

图2-7　　　　　　　　　　　　　图2-8

(5)雄狮吼山

口诀:开心解郁登山岗。

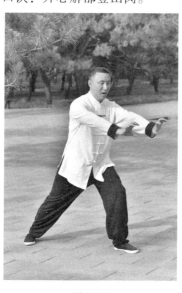

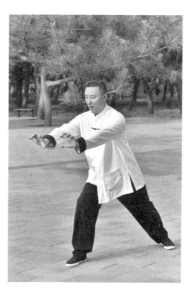

图2-9　　　　　　　　　　　　　图2-10

左弓步（左脚迈向左前方，呈前腿弓后腿绷之式），双掌变狮爪，气运十趾与十指，向前下按（如按山岗），腰部挺直下陷，提丹田气大声吼叫，见图2-9。收式，右弓步，右脚迈向前方，动作同上，如此反复3次，见图2-10。

收式：双掌置于身体两侧。

（6）大鹏展翅

口诀：提神明目双翅展。

双足十趾抓地，双手十指呈鹰爪状，双臂背向后上方，腰挺直下弯，双眼提神扫视地面，先向左转体90°，见图2-11。再向右转体180°，见图2-12。如此反复3次。

收式：两手置于身体两侧。

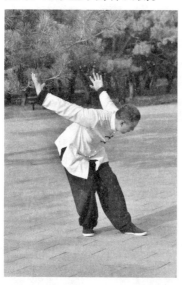

图2-11

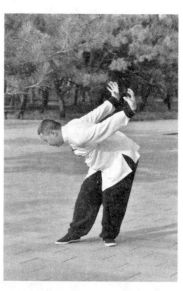

图2-12

（7）乌龙搅海

口诀：松动筋骨搅海疆。

右手呈阳掌，手心向上，左手呈阴掌，手心向下，随身体向左扭转90°，右手向左方击出，左手随体向右摆动，运行中气运手少阴，定式时气运十指尖，见图2-13。换式，左手变阳掌，右手变阴掌，随身体转动，向右方击出，右手随身体转动向左后方摆动，见图2-14。如此反复3次。

收式：两手置于身体两侧。

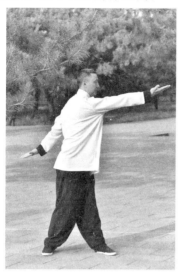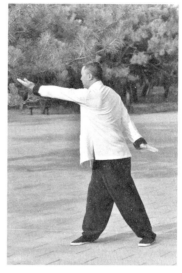

图 2 – 13 图 2 – 14

（8） 童子献佛

口诀：提取中气来献佛。

双手抱球呈阴阳掌，左手在上，右手在下，相距 20～50cm，随气感而定，提右足，呈金鸡独立式，见图 2 – 15。稍停片刻，换式，双手呈阴阳掌，左手在上，右手在下，提左足，呈金鸡独立式，见图 2 – 16。如此反复 3 次。

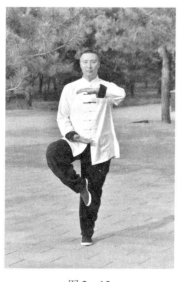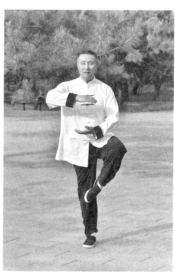

图 2 – 15 图 2 – 16

收式：两手置于身体两侧。

（9）丹田结印

口诀：气运丹田享安康。

双腿微曲呈圆裆，两腋放松，男右手在下，女左手在下，双拇指相对，双手于腹前结玄机印，双眼微闭，内视观鼻，鼻观口，口观心，舌抵上腭，口微闭，牙齿微微分开，下颚微收，椎体挺直，见图 2 - 17。气运大周天与小周天，入静，时间不限。缓缓吞津。

收式：双手眉前结子午印，稍停片刻，两眼缓缓睁开，提神远望，肢体恢复自由状态。

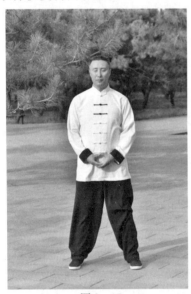

图 2 - 17

2. 道元静坐功法

主要用于祛病强身和内气的修炼。静坐功法可采用双盘、单盘、散盘坐位，身柱自然放松挺直，下颌微收，双目微闭，内视观口、观鼻、观心，双手眉前结印（子午印）片刻，双手抱球片刻，双手腹前结印（玄机印）置手腿上，男右手在下，女左手在下，空无入境，气运大小周天，时间不限。收式，双手眉前结印片刻，双手自然放松恢复常态，双目缓缓睁开，提神远望。

3. 道元天人合一功法

天人合一功法，就是在老师的指导下，进入天人合一状态，即无为状态。要求一无人为意识，二无人为编排动作，人与天相融合的状态下，实现天人相应，即接受天的感应，在气的支配下，即宇宙信息的支配下，做出无为状态下的各种动作，摄取宇宙阴阳，转化为人体真阴真阳（人体经络气血），先冲运小周天，人体经络中的任脉与督脉，继而冲运人体经络的十二条正经与奇经八脉，同时冲运十二经别、十二经筋、十二皮部的高层次的修炼状态。取得锻炼筋骨，促使人体有形气血的运行，同时充盈人体经络气血，强化经络气血的气化作用，达到疏通经络、平衡阴阳、化解病灶、祛病强身的目的，并可以在老师的指导下，聚多年修炼的气于指端，根据患者不同病情，点按不同经络穴位，将其注入经络，充盈经络气血，强化气化作用，取得疏通经络、化解病灶、平衡阴阳，实现发放医疗内功治疗各科疾病及各种疑难杂症的医疗目的。

道元三步功法中动静功与静坐功可以说是基础功法，天人合一功法是获取宇宙阴阳转化为人体真阴真阳，为临床医疗所用的高级功法。要求有志于治病救人从事医疗事业的仁人志士，每日必须刻苦修炼三种功法。练功时间不限，但最好每日卯、酉时练天人合一功法，因为此二时辰为阴阳交替之际；午时修炼动静功法，子时修炼静坐功法，因为此二时辰为阴阳终极相互转换之时，取此四时辰修炼，摄取阴阳较易而已。

（二）医疗内功的临床应用

如何科学地应用医疗气功？上面已论述了对医疗气功的科学认识，下面根据十八代先人、师父与自己的临床经验，谈一下科学地应用医疗气功的体会。

1. 外气的发放应用

首先我们应承认人体有与外界沟通的能力，如：耳、眼、口、鼻摄入外界物质信息，经过中医认识的心（西医认识的脑）加工后，再通过口、眼或肢体把信息发放反馈回去。那么同理，人们长期修为，高度摄取积累的阴阳物质，人体生物电（生命力信息）与生物磁（生命指令调控秩序信息）一定同样发放反馈出去。只不过这一过程需要特定的环境，如：安静的体外环境，松静的体内环境，需患者打开诚信开关，调通信息频率的吻合程度，发放方的念力（心力），接收方的自觉意念等，相互配合下方能实现的。发放外气，对一些气滞血瘀性的表现症状，如偶感风寒的头痛、胃痛、肢体疼痛，效果是很显著的，或说立竿见影的。其道理很简单，痛，不管什么原因，结果都是阴阳失衡，经络气血不通，不通则痛。医疗气功师发放多年修持的气，冲通经络气血，平衡阴阳，通则不痛。当然，外气对多年形成的疾病疗效就不那么显著了，甚至无效。

2. 内气的发放应用

内气的发放应用，就是医疗气功师把多年修炼、摄取的阴阳物质

（人体生物电、能量物质生命力信息与生物磁、指令调控生命秩序信息）凝聚于指端，点按不同的经络穴位，发放到患者体内，注入经络，充实、调治、疏通经络气血，达到治疗疾病的目的。我们把这种起到医疗作用的内气所产生的功能，称为医疗内功。

师父十几代先人与自己几十年的大量临床实践证实了医疗内功具有科学性、实用性及显著的医疗作用，也就是说发放外气于患者体表，通过患者的经络传导作用，达到疏通经络的作用，通则不痛，所以对于治疗浅表性气滞、血瘀的初期病患者，能取得很显著的医疗效果。采用杨氏脏腑经络点穴疗法，根据患者的不同病情，经辨证施治，点按患者不同的经络穴位，发放内气，能治愈许多各科现代医学所不能认识、不能治愈的疑难杂症，如骨伤科的严重骨关节病、强直性脊柱炎、股骨头坏死、类风湿，神经科的失眠、抑郁、大脑植物神经紊乱、精神分裂症；内科的冠心病、肝胆病、脾胃病、肝肾病、中风、消渴、眩晕、哮喘，妇科的痛经、月经不调、不孕不育，儿科的自闭症、多动症、抽动症、疳积及免疫力低下等疾病。

第三章　杨氏脏腑经络点穴疗法

杨氏脏腑经络点穴疗法突出体现了中医学的整体观与辨证施治及不治已病治未病的特点。在手法上，采取常规手法全身整体调整，以点穴疗法作用于脏腑部、胸部、背部、四肢部、头面部，刺激全部经络系统及三百多个腧穴。辨证施治体现在"里病外治，上病下治，下病上治，左病右治，右病左治"。根据不同性质的疾病，选配不同穴位，施以不同手法及以八法分别施治。尤其抓住治疗疾病的实质，即化解病灶，调整经络气血，消除病因，恢复人体的生命物质——生命序信息与生命力信息，恢复人体正常机能，恢复良好的精神状态，以达到祛病强身、益寿延年的目的。

第一节　杨氏脏腑经络内功点穴常规手法及功效

（一）头面部

首先打开门户方能治疗各脏腑疾病。中医学认识到，头面部为精明之府，五脏学说中，心神、肝魂当值之所，所以对于调整患者的精神活动较为重要，又因五脏皆开窍于头面，所以对调整患者五脏之疾有一定的辅助疗效。

治疗方法：患者取坐姿，术者取站位立于患者面前，嘱患者微闭双眼，自然放松，双手自然下垂。

手法顺序：

1. 点好开门穴印堂穴（疗法头部开门秘穴），打开门户，择须取物，意即欲治疗人体某一部位疾病必像"进户取物"之理。中医学认识到，人体脏腑均有门户做屏障，须点透开门穴，再按顺序点按其他穴或施以手法，方能取得较好的治疗效果。见图 3 - 1。

功效：打开头面部之门，以治疗头面之疾。

2. 由印堂穴用双拇指指腹轮流向上平推至神庭穴六手（双手拇指轮流共推六次）为小开门，二十四手为大开门。头面无重疾小开门即可，头面有重疾须用大开门法。见图 3 - 2。

功效：组合开门，以调动头面气血。

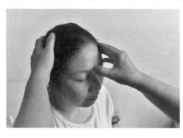 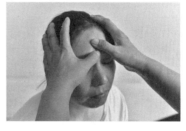

图 3 - 1　　　　　　　　　　　图 3 - 2

3. 双拇指分点攒竹穴。见图 3 - 3。

功效：疏风清热，活血明目。

4. 双拇指分点鱼腰穴。见图 3 - 4。

功效：经外奇穴，清头明目。

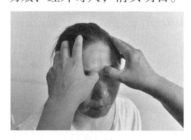 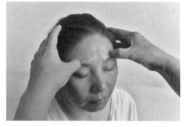

图 3 - 3　　　　　　　　　　　图 3 - 4

5. 双拇指分点丝竹空穴。见图 3 - 5。

功效：手少阳三焦经和足少阳胆经之会穴，清热疏风，明目止痛。

6. 双拇指分点睛明穴。见图 3 - 6。

功效：足太阳膀胱经起始穴，手足太阳、足阳明、阳跷脉之会穴及阴尽阳始的起点，五脏六腑输注之处，点此穴可输布阳气，濡养明目，为治眼疾要穴，有疏风清热、通络明目之功，并可治顽固神经性头痛。

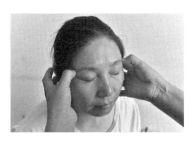
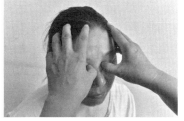

图 3 - 5   图 3 - 6

7. 双拇指分点承泣穴。见图 3 - 7。

功效：为阳跷脉与足阳明之会穴，有疏风清热、通络明目之功效。

8. 双拇指分舒抹双眉。见图 3 - 8。

功效：疏风散热，通络明目。

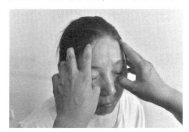
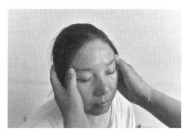

图 3 - 7   图 3 - 8

9. 双拇指分舒抹额头（六手）。见图 3 - 9。

功效：同上。

10. 双拇指由神庭穴推至百会穴（六手）。

功效：疏风、活血、止痛。见图 3 - 10。

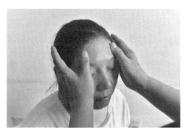
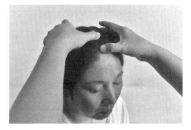

图 3 - 9   图 3 - 10

11. 单手拇指点按百会穴。功效：为手足少阳、足太阳、足厥阴、督脉之会，三阳交会于此。有清热开窍、镇惊息风、升阳固脱之功。凡肝阳上亢，气血不足，风邪侵袭，头痛头晕，头项痛均可选用此穴。见图 3 - 11。

第三章　杨氏脏腑经络点穴疗法

12. 双拇指分推由百会穴至风府穴（三手）。功效：风府穴为足太阳与阳维脉之会穴，本穴善治风症，为治风邪侵犯脑府之要穴，用于治疗内风的中风后遗症、精神病、癔症、癫痫、大脑发育不全。此穴有化痰开窍、疏风散邪之功效，为十三鬼穴之一。见图3-12。

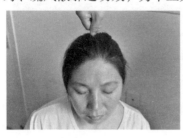

图 3-11

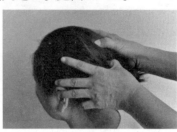

图 3-12

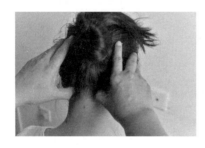

图 3-13

13. 双拇指分别点按风池穴。功效：本穴为足少阳经与手少阳经和阳维脉之会穴。有祛风解表、醒脑明目之功效，为治风病之要穴。见图3-13。

注意事项：①术者首先要求患者双臂自然下垂，头身放松，接受治疗，以提高疗效。②术者沉肩坠肘，意念集中于指端，用力适中，以患者能承受为度，更要注意不损伤皮肤。

（二）胸部

胸部为上焦气化之所，内藏心、心包、肺三脏，心主血脉，心包主神明，代心行真气，肺主息道，司呼吸，宗气、营气、卫气形成或作用之所。胸部手法对于调整神志、血脉、气与气道之痰作用重要，有消除心血痹阻之功，更有祛痰宽胸之妙。

患者取平卧位，术者取站位立于患者右侧体位，嘱患者自然放松，调胸部微微张口，调腹部微微闭口。

手法顺序：

1. 点透开门穴

膻中穴（疗法胸部开门秘穴）。作用同印堂穴开门之功，不再赘述。丹道学中称为中丹田，灵宝天尊所居，左右神明，为治神志病

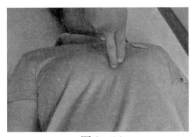

图 3 - 14

要穴。

功效：为任脉、足太阴经、足少阴经、手太阳经和手少阳经之会穴，又是心包的募穴，八会穴中的气会，本穴行气开瘀，有通乳之功。

主治：神志、心脉气血病及呼吸、循环方面疾病，具有调气降逆、宽胸通乳之效。见图 3 - 14。

2. 双手中指分别点按神藏穴。见图3 - 15。

功效：宣肺理气，调神化痹。

3. 双手中指分别点按彧中穴。见图3 - 16。

功效：宽胸理气，调理肺气。

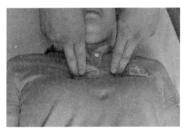

图 3 - 15

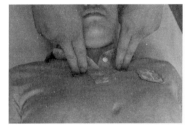

图 3 - 16

4. 双手中指分别点按气户穴。见图 3 - 17。

功效：宽胸理气，疏经止痛。

5. 双手中指分别点按云门穴。见图 3 - 18。

功效：调理肺气。

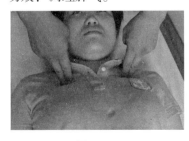

图 3 - 17

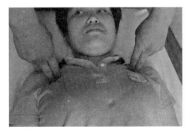

图 3 - 18

6. 双手中指分别点按中府穴。见图 3 - 19。

功效：为手足太阴经脉之气所会，中焦之气上归入肺，聚结于此而朝百脉，为肺之募穴。有调理肺气、止咳喘的功效，尚可治疗脾失运化、纳差、腹胀。

7. 舒抹双肋，双手拇指沿肋间由胸中线向两边舒抹（针对不同病性掌握舒抹力度），每肋三手，总体作用三手。见图 3 – 20。

功效：开胸理气，宽胸解郁，化痞祛痰，舒经活血。

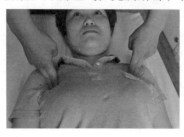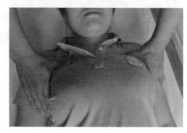

图 3 – 19　　　　　　　　　　图 3 – 20

8. 双推阳明，两拇指从两侧肩窝沿锁骨下沿推至胸骨，沿胸骨两侧向下分推阳明经至两侧天枢穴，反复三次。见图 3 – 21。

功效：同上，并有降气之效。

9. 单推任脉，两拇指从两侧肩窝沿锁骨下沿推至胸骨，右手拇指沿胸骨中线下推至膻中穴交于左手拇指点按，右拇指继续推至神阙穴，反复三次。见图 3 – 22。

功效：同上。

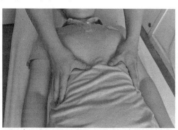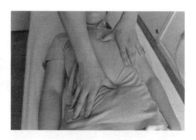

图 3 – 21　　　　　　　　　　图 3 – 22

（三）腹部

腹部含上腹、下腹与少腹，为中焦与下焦气化之所，内藏脾、肝、肾三脏与胃、胆、大肠、小肠、膀胱、三焦六腑，肝肾为先天之本，脾胃为后天之本，既藏三脏的精气，又受盛水谷之化物，虽不含心、肺、心包三脏，但存相表里之三腑，临床心、肺、心包疾患与小肠大肠三焦有密切联系，尤其脏满而不能实，腑实而不能满，手法作用于腹的功效更为重要。脏腑按摩，经络根于或说络于脏腑。《素问·五脏别论》中曰："六腑者，传化物而不藏，故实而不能满，所以然者，水谷入口，则胃实而肠虚，食下则肠实而胃虚。"意即六腑以降为顺，以通为用，通降的不及与太过，均可以为病。又因脏与腑相表里，故腑病可以传脏，反之，脏病可以传腑。临床治腑可治脏病，治脏病可治腑病。

另外，不仅心阴、心阳、心包之阴、心包之阳、肺阴、肺阳源于腹部，临床中各脏腑疾病均于腹部形成病邪病灶，所以针对腹部的手法治疗是十分重要的。

患者取仰卧位，术者取站位，立于患者右体侧位，嘱患者自然放松，微微闭目。

1. 点好开门穴

拦门穴，神阙穴上 1.5 寸（疗法腹部开门秘穴），神阙穴为人神之出入所在，拦门穴乃脏腑诸神之拦挡门户，首先要打开门户才能进行治疗，同以上开门穴同理，所以中医祖先们认识到只有打开拦门穴，才能调整脏腑诸疾。方法：右手拇指点按拦门穴，左手大指点按巨阙穴，以阻气机上逆入上焦或邪窜清明之府。见图 3 – 23。

功效：开启腹气，调运气血。

2. 左手大指同上，以阻邪上逆，右手大指点按建里穴。见图 3 – 24。

功效：和中理气，消积化滞。

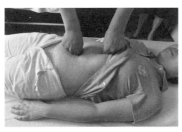 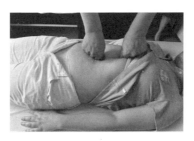

图 3 – 23　　　　　　　　　　　　图 3 – 24

3. 右手中指点按气海穴（修炼家称为下丹田）。见图 3 – 25。

功效：补肾培气，益气和血。

4. 双手中指分别点按带脉穴，双手大指同时点按拦门穴与水分穴之间。见图 3 – 26。

功效：调经止带，清热利湿。

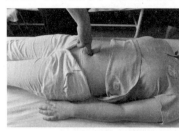 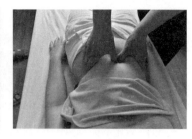

图 3 – 25　　　　　　　　　　图 3 – 26

5. 双手中指分别同时点按章门穴。见图 3 – 27。

功效：疏肝理肺，活血化瘀消积。

6. 左手无名指点按天突穴，中指点按璇玑穴，食指点按华盖穴，以阻邪气上扰清明，并有宽胸理气之功。右手中指点按巨阙穴。见图 3 – 28。

功效：和中降逆，清心化痰。

7. 左手三指依然点按上述三穴，右手食、中二指分别点按左右幽门穴。见图 3 – 29。

功效：调理肠胃。

8. 左手点按巨阙穴，右手大指、中指分别点按左右梁门穴。见图 3 – 30。

功效：调理胃气。

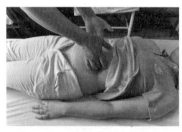 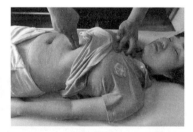

图 3 – 27　　　　　　　　　　图 3 – 28

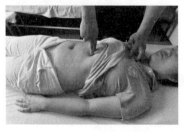 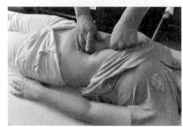

图 3 – 29　　　　　　　　　　图 3 – 30

9. 左手大指、中指分别点按梁门穴，右手大指、中指分别点按天枢穴。见图 3 – 31。

功效：天枢穴为大肠经募穴，可通调肠腑，止痛止泻，为治疗大肠经之要穴。

10. 右手中指点按关元穴。见图3 – 32。

功效：关元是任脉和足三阴经之会穴，有培元固本之功，任主胞胎，冲为血海，主治生殖泌尿之病患。

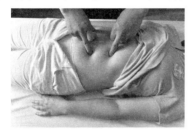 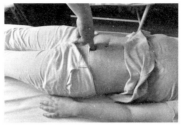

图 3 – 31　　　　　　　　　　　图 3 – 32

11. 右手中指点按中极穴。见图 3 – 33。

功效：本穴是膀胱经的募穴，任脉和足三阴经之会穴，有培补肾气、清热利湿之功，以治疗泌尿系统疾病为主。

12. 抓提任脉，左手大指、中指相对抓提拦门穴与水分穴部位，右手大指、中指相对抓提中极穴部位同时用力缓缓上提3次。见图 3 – 34。

功效：调通任脉，提神培元。

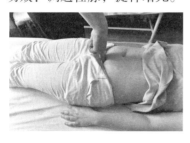 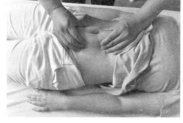

图 3 – 33　　　　　　　　　　　图 3 – 34

13. 五行气割分推

（1）左手大指点按膻中穴以阻邪气上窜，右手大指涂蘸润滑剂从巨阙穴起缓缓沿患者左肋弓下推至章门穴。见图 3 – 35。

（2）从巨阙穴起缓缓沿患者右肋弓下推至章门穴。见图 3 – 36。

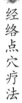

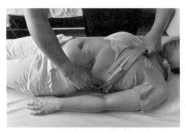

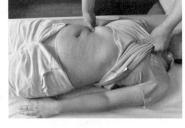

图 3 - 35　　　　　　　　图 3 - 36

（3）从巨阙穴起下滑推至左梁门穴继续下滑推至左天枢穴。见图 3 - 37。

（4）从巨阙穴起下滑推至右梁门穴继续下滑推至右天枢穴。见图 3 - 38。

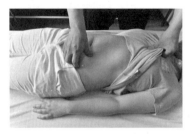

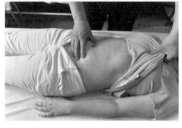

图 3 - 37　　　　　　　　图 3 - 38

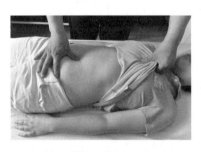

图 3 - 39

（5）从巨阙穴起直线下滑推至神阙穴，分别推三手。功效：气割病灶，解郁降逆，消除痞满，和中化湿。见图 3 - 39。

14. 捧腹升气法

（1）首先施以和经法，双手四指从两侧腹中线章门、京门、带脉三穴着力引气上升后交于中指和于建里穴。见图 3 - 40。

（2）和经法：双手四指从两侧章门、京门、带脉三穴着力引气上升后交于中指和于神阙穴。见图 3 - 41。

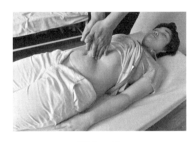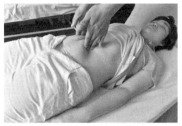

图 3 - 40 　　　　　　　　　　　图 3 - 41

（3）和经法：双手四指从两侧章门、京门、带脉三穴着力引气上升后交于中指和于中极穴。见图 3 - 42。

（4）拿阳明经：双手拇指循阳明经由肋弓处缓缓下压，踏实后，左手大指不动，轻轻提起右手大指下移一寸（骨寸）缓缓下压，压实后不动，再缓缓提起左手大指下移一寸缓缓下压，压实后不动，再缓缓提起右手大指，下移一寸，缓缓下压，如此双手轮流下拿至气冲穴。

作用：助胃降以行阳明之气。见图 3 - 43。

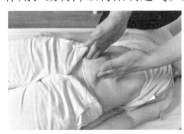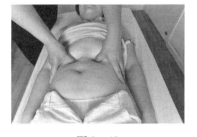

图 3 - 42 　　　　　　　　　　图 3 - 43

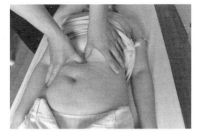

图 3 - 44

（5）拿任脉法：先以左手大指从鸠尾缓缓下压，再以右手大指紧挨左手大指缓缓下压，压实后，轻轻提起左手大指下移紧挨右手大指缓缓下压，如此下拿至曲骨穴止。见图3 - 44。

功效：调任脉阴血之海，妇女最重要。

临床证实多数病灶聚于二脉之沿线，通过拿法，以气割气化病灶，以达气通结消之目的。实施腑以通为用。推拿名称由来实是腹部推拿手法命名，后人多有他说，实是不解推拿之真谛也。

15. 滚推法

滚推四脉：任脉、少阴脉、阳明脉、太阴脉法。

（1）首先施以挤压法，作用部分同上和经法，变空拳指峰挤压。见图3-45。

（2）双手握空心拳，以指关节部位沿肋弓缓缓下压，滚推下移，一手滚推至拦门穴，二手滚推至关元穴，三手滚推至曲骨穴，反复作用三手。见图3-46。

功效：破结化瘀，行气血，化病灶，以通为用。

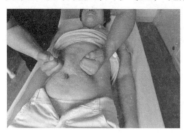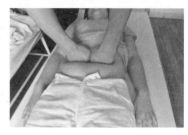

图3-45 图3-46

16. 运腹

（1）双手大指相交于其余双手四指指中，再以指端触压腹部，从患者右肋下京门穴始沿带脉向右季肋下，京门穴顺时针转动运到横结肠部位后，沿降结肠运动，下移至沿尺骨上沿运动，再沿升结肠运动到右季肋。见图3-47。

（2）手法同上，从鸠尾缓缓下移至曲骨穴。

功效：化解病灶，调通腹部气机，增强三焦气化，培补元气，别清泌浊，通调二阴。见图3-48。

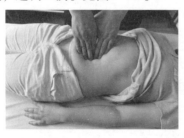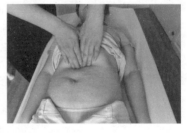

图3-47 图3-48

17. 疏理三焦气机，通过上述一系列手法，病灶得到化解，病邪之气与正气相搏，为助正气排邪而出，须施舒理法以助三焦正气，排邪外出。

（1）先以左手中指点患者左带脉，左手大指点按拦门穴与水分穴中间部位，右手大指点按患者左三阴交穴，得气即止，见图3-49。再以左手中指点按患者拦门穴与水分穴中间部位，大指点按带脉穴，右手大指点按患者三阴交穴得气即止。见图3-50。

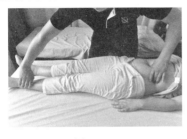

图 3-49

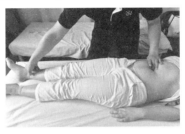

图 3-50

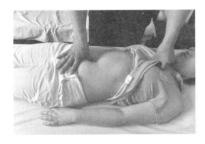

图 3-51

（2）再以左手大指点按患者膻中穴，右手大指由巨阙穴推滑下移至神阙穴。见图3-51。

（3）术者再以左手大指、中指分别点按患者气户穴，右手大指中指分别先后点按患者左、右阴陵泉穴。见图3-52，3-53。

三部手法功效：调通三焦气化。

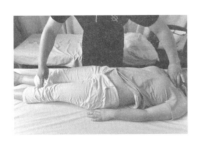

图 3-52

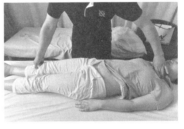

图 3-53

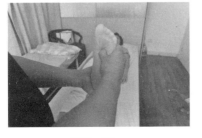

图 3-54

（4）点涌泉穴，患者仰卧位，两腿伸直放松，术者左手托起患者足跟部，右手大指点按涌泉穴，点按一侧后再点按另一侧。

功用同上，有补肾、健脑之功效。见图3-54。

（四）下肢部手法

下肢部手法，既治疗下肢部产生的各种疾病（如骨关节损伤复位，经筋拉伤、滚动及寒、湿、热邪浸淫诸证），又体现中医之整体观，同时配合脏腑疾病的治疗。因为足之三阴经即太阴脾、少阴肾、厥阴肝经从足入脏腑；三阳经即阳明胃、少阳胆、太阳膀胱经从头走足。尤以井、荥、输、经、合穴的治疗作用是较为重要的，更因其为整体治疗的一个组成部分，故治疗中不可忽视。

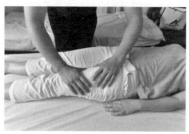

图 3 - 55

1. 下肢正面手法

（1）施以抓法

方法：患者仰卧位，术者取站位立于患者右侧位，双手大指与其四指相对，从患者大腿根部由近端向远端循经络、肌群抓提揉动。

功效：疏通经络气血，化解病灶，改善血液微循环，解除疲劳，排除湿寒。见图3 - 55。

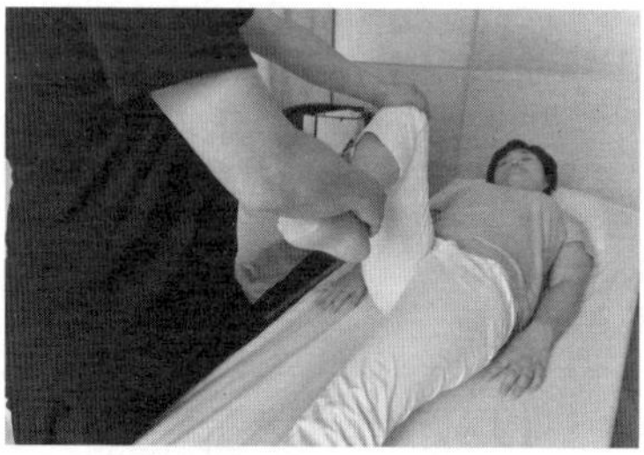

（2）运腿

术者左弓步，提起右腿使之弯屈，左手握患者膝部，右手轻轻抓握，腿腕部以患髋部为轴做顺、逆时针方向的旋转运动。见图 3 - 56。

图 3 - 56

功效：松动筋骨，解除粘连，运行气血。旋转完后，取正位左手握膝之手向上，右手握腕之手向下同时上推压腿屈至膝触腹，足触臀（但腿有疾患者不可强求）。功效：松动筋骨，解除粘连。运行气血，整复膝关节。运左腿同理。

（3）盘腿

分左右盘腿。患者左腿弯曲立于床面，右腿弯曲交叉盘于左腿之上，术者左弓步站位，右手固定患者左膝，左手握患者右膝，使患者右腿做旋转动作三手后，握膝之手用力向左上方推盘。见图 3 – 57。左盘腿同理，但须术者右手握患者左膝，左手固定患者右膝，旋转三手后以握左膝之右手的磨盘力，向右上方推盘。见图 3 – 58。

功效：松动筋骨，解除粘连，运行气血，整复髋关节。

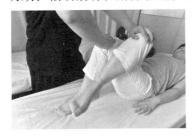
图 3 – 57

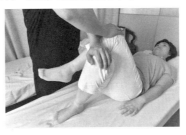
图 3 – 58

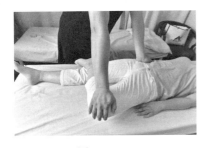
图 3 – 59

（4）"4"字盘腿

以右"4"字为例，患者仰卧位，左腿自然伸直，右腿弯曲，交叉盘于左腿之上，形成一个"4"字。术者先用指腹松动右腿内侧肌肉，再以左手按定患者左髋部，右手按定右腿膝关节处轻轻下压，左盘相反动作。

功效：一为检查腰椎间盘突出症之手法，一为松动筋骨，牵拉腰肌，解除粘连。见图 3 – 59、图 3 – 60。

（5）直压腿：

以右直压腿为例，患者仰卧位左腿自然伸直。术者采用上述体位，抬起患者右腿伸直，右手固定膝关节部位防止弯曲，左手握足掌下压，右肩扛患者小腿部向前压动。见图 3 – 61。

功效：一为检查椎间盘突出症之手法，一为抻拉腰肌，疏通气血。

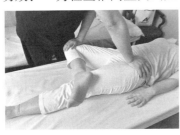
图 3 – 60

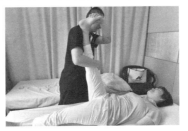
图 3 – 61

（6）双压腿

患者仰卧位双腿向上屈曲，术者右体位左弓步，左小臂弯曲压住患者双膝，右手搬起骶骨部同时用力向上掀压，双膝触于腹部，腰肌病变者不可强求。

功效：整复腰骶关节复位之手法。见图3-62。

（7）运髌骨

患者仰卧位，双腿自然放松伸直，术者马步取右体位，首先以左手大指与食指、中指分握髌骨上缘两侧，无名指小指弯曲卡住髌骨上缘，右手大指与食指、中指分别握于髌骨下缘两侧，无名指、小指变曲卡住髌骨下缘，做上下推移动作。见图3-63。

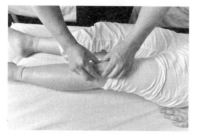

图3-63

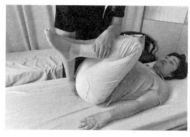

图3-62

其次，双手大指卡住髌骨外侧缘，余四指卡住髌骨内侧缘做左右推移动作。

功效：运动髌骨，疏通气血，解除粘连，消除增生。

功用同前。见图3-64。

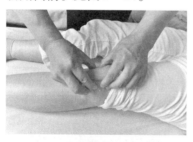

图3-64

2. 下肢背面手法

（1）肘压点环跳穴

患者俯卧位，自然放松，术者马步以右肘鹰咀骨部位对准右环跳穴缓缓下压环跳穴并做旋转运动，使患者放松不备时下压，得气即止。点按左环跳穴时术者取右弓步，左手扶患者右臀，以右肘按压环跳穴同上。见图3-65。

功效：疏通气血，松解粘连，排除湿寒。

（2）点承扶穴，患者俯卧位，术者右体位，右弓步，双手大指点按承扶穴。见图 3 – 66。

功用同上。

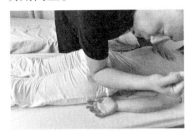
图 3 – 65

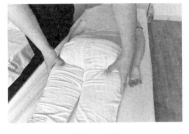
图 3 – 66

（3）点殷门穴，步法同上，双手中指点按殷门穴。见图 3 – 67。

功用同上。

（4）点委中穴，步法同上，双手中指点按委中穴。见图 3 – 68。

功用同上。四总穴之一，腰背委中求，为治疗腰腿部之要穴。

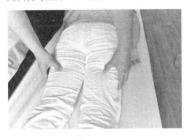
图 3 – 67

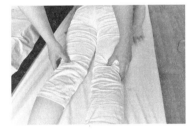
图 3 – 68

（5）点承山穴，步法同上，双手中指点按承山穴。见图 3 – 69。

功用同上。

（6）点昆仑穴、太溪穴，步法同上，大指中指分点昆仑穴、太溪穴。见图 3 – 70。

功用同上。

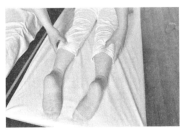
图 3 – 69

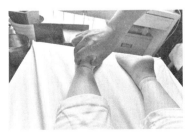
图 3 – 70

（7）抓提法，由臀部缓缓向远端施以抓法连续三手。见图3-71。

功效：化解病灶，疏通气血，排除湿寒，改善血液微循环，解除疲劳。

（8）运搓腘窝法

①首先以双手指端运揉腘窝。见图3-72。

②抹涂润滑剂后以掌鱼际部位做顺时针旋转揉动以求温热深透。见图3-73。

功效：温化积液，舒经止痛。

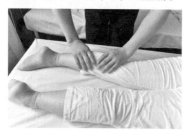

图3-71

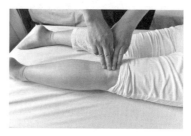

图3-72

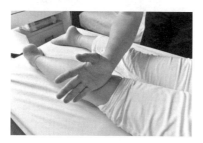

图3-73

（五）背部

背部推拿是疗法的一个重要组成部分，主要是疗效方面体现的重要作用。首先背部的脊椎主藏精髓通脑髓，其次五脏六腑之俞穴皆于背俞穴，乃气血输入输出之门户，对于调整五脏六腑经络气血具有很强的辅助治疗作用，再者脊行督脉，总督一身之阳，另外人体二十四椎尤以腰椎易于损伤而影响脏腑功能，更是中枢型类风湿疾病的发源地，下面分述手法：

1. 患者取俯卧位，全身放松，术者前体位取马步站姿分点开门穴：肩井穴与风门穴（疗法治腰部的开门秘穴），要彻底地治疗腰背病患与配合脏腑疾患的治疗，首先要点好开门穴。功效：同前开门穴之理。见图3-74，3-75。

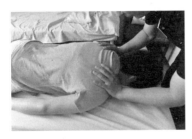
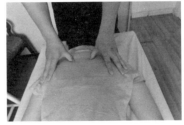

图 3 – 74　　　　　　　　　　图 3 – 75

2. 背部平推法

术者前体位，双手掌五指叉开，分别置于脊椎两侧，由肺俞穴始向下按压，至臀部，连续三手后两掌按住两臀旋转向远端推动三下。见图3 – 76。

功效：松动椎骨，提举阳气，活血化瘀。

3. 压椎法：术者取左体位双掌重叠，劳宫相对，垂直力下压椎体，由肺俞始至骶椎止。见图3 – 77。

功用同上。

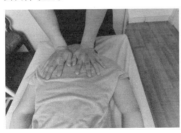
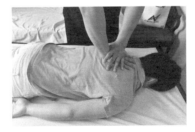

图 3 – 76　　　　　　　　　　图 3 – 77

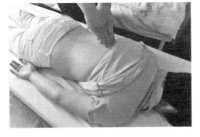

图 3 – 78

4. 松解腰肌法

两手大指交叉，余指指端从风门穴始沿一侧腰肌边顺时针旋转边向下方滑移揉动，双大指循双膀胱经运动作用各俞穴，每侧三手。

功效：松解挛缩，疏通气血，活血化瘀，排除湿寒热邪。见图3 – 78。

5. 肘推带脉

术者用肘以鹰咀骨尖，沿髋骨上沿由背侧向肋中线滑移推动至带脉三手。见图3 – 79。

功用同上。

6. 背部点穴

（1）术者以大指分别点按肾俞穴。见图3-80。

功效：肾藏精，为先天之本，有滋阴补肾之功，又有祛寒止痛之妙。

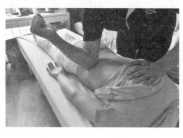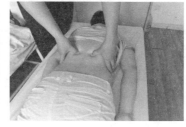

图3-79　　　　　　　　　　图3-80

（2）术者双大指分别点按气海穴。见图3-81。

功用同上。

（3）术者以大指分别点按关元穴。见图3-82。

功用同上。

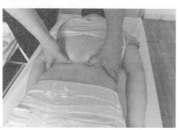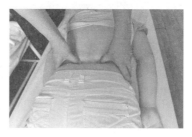

图3-81　　　　　　　　　　图3-82

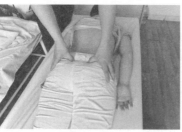

图3-83

（4）术者以大指分别点按八髎穴。功效：壮腰补肾，清热利湿。见图3-83。

（六）上肢部

上肢治疗法不仅治疗上肢部筋骨损伤与病变疾病如骨折、脱臼、肩周炎、寒侵、热淫病变，又可体现中医整体观，同时配合治疗脏腑方面疾患。因手三阴从胸走手，三阳经从手走头，循经井、荥、输、经、合穴，治疗脏腑疾病有重要作用，是体现中医整体观不可或缺的治疗组成部分。以治疗右侧上肢为例。

1. 前旋肩法

患者取坐位，自然放松，术者取患者后侧位，以左手握患者右肩，右手握患者右上肢远端，牵动上肢向后、向上、向前而下做旋转运动，并以小及大逐步循序渐进。见图3-84。

功效：松解筋骨粘连，强制肩关节扩大活动范围，促使经络气血与有形气血的运行。

2. 后旋肩法

取位同前，手法与前旋转相反方向施术，作用功效同前。见图3-85。

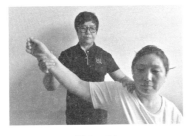 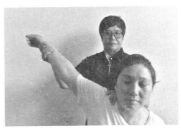

图3-84   图3-85

3. 举肩法：取位同前，患者上肢弯曲上举，术者左手握肩，右手托患者上肢肘部上举，争取患者右手触及左肩，作用功效同前。尤其肱二头肌腱前位复位必施此法，听到"咯噔"声音复位成功，但要以巧力施之。见图3-86。

4. 背肘旋肩法：取位同上，患者肘部弯曲，术者左手握患者右肩，右手握患者腕部，后旋至背部上提，作用功效同前。尤其肱二头肌腱后位复位必施此术，听到咯噔声复位成功，需巧力施之。见图3-87。

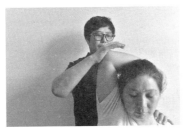 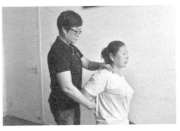

图3-86   图3-87

5. 左右旋肘法：治疗肘部疾患可施此法，患者坐位，肘部弯曲，术者右前位，左手握患者肘部，右手握患者腕部，做左右旋转动作，作用功效同前。见图 3 – 88。

6. 合肘法：取位同前，嘱患者放松，术者左弓步站位，左手握患者肘部，右手握患肢腕部，柔和用力向远端抻拉，以关节正确松开为度，左手握定肘关节，握腕之右手向上、向肩推合，以患者手部触肩为度，然后迅速拉直，动作轻巧连贯。整复肘部扭伤骨关节经筋，必施此法。见图 3 – 89。

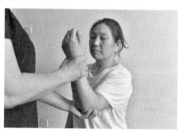 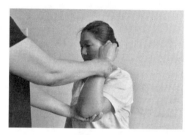

图 3 – 88　　　　　　　　　　图 3 – 89

7. 运腕法：取位同上，术者左手握腕桡尺关节处，右手握患者四个手指，做左右旋转，作用功效同上。见图 3 – 90。

8. 合腕法：体位同上，左手以大指四指捏着扭伤筋腱与腕骨，右手柔和用力牵拉患手，左手以手指捏按应复位筋骨，右手向上合推，听复位音即手法复位成功，注意双手必须熟练配合。见图 3 – 91。

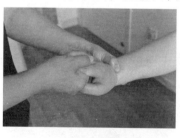 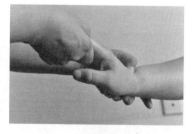

图 3 – 90　　　　　　　　　　图 3 – 91

9. 松解法：双手手上肢近端循经与肌肉抓捏、揉动、弹拨。作用功效同上。见图 3 – 92。

10. 为调动强化经络气血，气化有形气血的运行，点按经穴：肩井穴。功效：疏通经络，理气降痰，行瘀散结。见图 3 – 93。

肩前穴、肩后穴。功效：疏通气血，排除寒湿。见图 3 – 94。

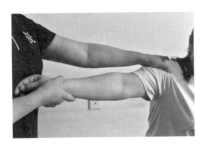

图 3 - 92

少海穴。功效：调气血，化痰湿，守心神。见图 3 - 95。

曲池穴。功效：祛风解表，调理肠胃，舒筋利节。见图 3 - 96。

手三里穴。功效：疏通经络，调理肠胃。见图 3 - 97。

阳溪穴。功效：清泻阳明，疏筋利节。见图 3 - 98。

内关穴。功效：安神定志，清心除烦。见图 3 - 99。

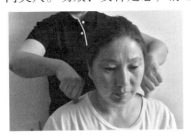

图 3 - 93

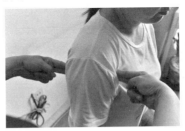

图 3 - 94

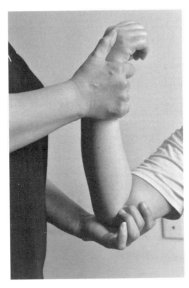

图 3 - 95

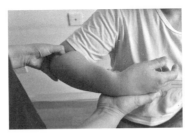

图 3 - 96

第三章　杨氏脏腑经络点穴疗法

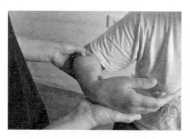

图 3 - 97

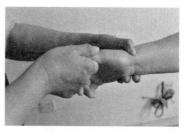

图 3 - 98

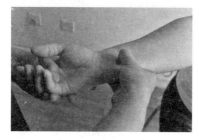

图 3 - 99

（七）颈部治疗手法

颈椎在人体中居很重要位置，从临床总结看，很多头面部疾病与颈椎病有一定的联系。颈椎是脊髓系于脑的关隘，人们的精神状态、视觉、听觉、闻觉、味觉等异常及供血不足所引起的一系列症状都与颈椎病有关。本书论述的颈椎病即是心脑血管病的重要成因，而40岁以上的人们颈椎病的发病率在95%以上。

1. 颈椎的检查诊断

叩顶检查诊断法与血线检查诊断法：

（1）叩顶检查诊断法：患者取坐位，术者于身后，一手以掌覆于头上，一手握拳击叩头上之掌，患者感到哪节颈椎不适，即可能有病变。见图3 - 100。

（2）血线检查诊断法：患者取坐位，术者于身后，以中指、无名指夹持颈椎后突，从寰枢关节向下滑动，观察血线，检查判断疾病症状。

作用功效：检查病情，确定手法。见图3 - 101。

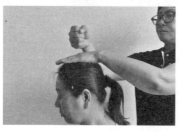

图 3 - 100

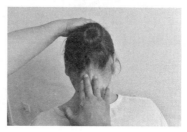

图 3 - 101

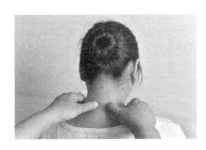

图 3 - 102

2. 松解法

患者取坐位，术者立于患者身侧后，以双拇指对椎体两侧从颅骨下缘旋转松解至肩背，以透为度。见图 3 - 102。

功效：缓解痉挛，疏通气血，化解病灶，排除湿寒，恢复筋骨机能。

3. 左右旋转法

以右旋法为例，患者坐位，术者右后侧位，左手开始握定寰枢关节，配合右手旋转边向下滑动，有序地逐个作用关节，右手握患者前额部，使患者头做逆时针旋转。注意不同病情循序渐进，增大幅度。功用同上。左旋法，改术者右手握椎，左手握头，向相反方向旋转。见图 3 - 103，3 - 104。

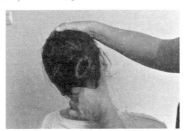

图 3 - 103

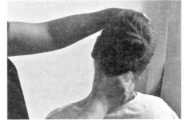

图 3 - 104

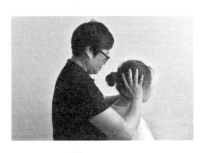

图 3 - 105

4. 拨抻旋转复位法

取位同上，术者双手卧腕，双手大鱼际托住患者颅骨下缘，其他手指固定头部，缓缓向上托起，扩大颈椎间隙，后依据检查颈椎滑脱方向猛地抖动，双腕向反方向旋转，可闻得咯噔复位声音，手法成功。见图 3 - 105。

功效：整复滑脱椎体，消除压迫症状。

5. 点按相关穴位

①风府穴。功效：化痰开窍，疏风散邪。见图3－106。

②风池穴。功效：祛风解表，清脑明目。见图3－107。

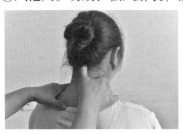 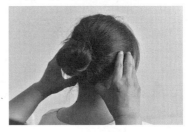

图 3－106 　　　　　　　　　　　图 3－107

6. 双上肢手法（略）。

治疗颈椎病根本所在是：①通过松解恢复筋骨机能。②点按经穴，疏通经络气血，化解病灶，排除湿寒。③最重要的是手法复位，手法复位才是治疗颈椎病的根本。一般1个疗程即愈，病变严重者需2～6个疗程的治疗。

在此和盘托出杨门秘传绝技，望诸君努力习之，以为民疗疾，但寄语告之云："心不近佛不以为医，才不近仙不以为医。"实质是专心的投入程度，望悟之，用之。作歌曰："法理深明多特色，专解疑难除沉疴，摆脱药毒再伤害，悬壶济世开新河。"与诸君共勉之。

第二节　功效八法及治病原理

先贤曰："一旦临证，机触于外，而巧生于内，心随手转，而法从手出。"从手出之法有三：①针对不同病情施治的不同手法；②针对疾病不同属性的功效之法；③针对不同归经的循经点穴的能量，序信息之法（古称导引之术法），即信息调治法。下面我们分别介绍点穴推拿之功能信息八法。

（一）汗法

汗法是发汗、发散的意思，使病邪从表而解。《内经》云："邪在皮毛者，汗而发之。"又云："体若燔炭，汗出而散。"王冰注："风邪之气，风中于表，则汗法能解表，开通腠里，有祛风散寒的作用。"重点作用于风池穴、风府穴、手足三里穴、肩井穴、大椎穴及椎体等逐邪出表。病因外感而发，具有恶寒发热、头痛表证。表证分有表寒与表热的不同，手法各异，但发汗为同工。汗法大致适用于风寒外感和风热外感两大类病症。表寒恶寒重，发热轻，头痛身痛，口不渴，舌苔白薄，脉浮紧，在施行推拿手法时，对风寒外感，用先轻后重的拿法加强刺激，步步深入，因重则解表，使全身汗透，达到祛风散寒的目的。风热外感表热证，恶寒轻，发热重，头痛，口渴，舌苔黄薄，脉浮数，则用轻拿法，宜柔和轻快，使腠理疏松。施术时，患者感觉汗毛竖起，周身舒适，有感肌表微汗潮润，贼邪自散，病体则霍然而愈。具体治疗方法与手法可参考下篇感冒病的治疗。

（二）吐泻下法

吐、泻、下属异曲同工之妙，同为攻邪外出。

下法：攻逐胃热实证，用于胃肠积滞或热邪内搏的大便闭结和下痢，同时也用于肿痛、喘满、瘀血内蓄等里实邪结之症。下法也应分别疾病不同性质，施以温下、寒下、峻下、缓下。温下适于脾胃寒实积聚，寒下适于胃实热证，另又要根据患者体质分别施以峻下、缓下之点穴手法。

泻法：水饮内结应泻下逐水，痰热胶固须泻下祛痰，瘀血内蓄也需泻下。泻法一般用于下焦实证，结滞实热，然推拿之泻，不同于药物峻猛，故体质虚弱、津液不足而大便秘结者，亦能应用，这也是推拿泻法之所长。

吐法：涌吐病邪与有害物质，通过手法能够引起呕吐，引导病邪有害物质由口而出，从而达到治疗目的。此法适用于病情急迫，而病邪在上焦或中焦。中焦为吐暴饮暴食之饮食物，或误食毒物、药物时间短，可施吐法，以解毒之内侵。上焦为涌吐痰涎，因痰涎壅盛，阻塞咽喉的喉风、喉蛾、喉痹，需作用于巨阙、中脘、建里穴等。

（三）和法

和解疏滞的和，为调和之意，针对病邪不在表，又不在里，在半表半里，邪在少阳，而不能汗，不能下，往来寒热，胸闷胁痛，不思饮食，恶心欲呕，妙法唯和也，另外，治疫证的需和解三焦，治瘟病的需和解胆经。和法与通法一样，应用广泛，如肝气郁结的头痛、目眩、烦渴、口苦、两胁胀痛及妇女月经不调，需疏肝和胃，如湿痰阻胃导致的胸脘痞闷，恶心呕吐，饮食不下，需化痰和胃，另外和法又与清法、温法、通法等作用，调脉气，和经血，运用于气血不和、经络不畅所引起的肝胃气痛、月经不调、脾胃不和、周身胀痛等症。通过手法和点按经络穴位，达到气血调和、表里疏通、阴阳平衡的目的，恢复人体正常的生理状态。经云："病在脉，调气血。病在血，调之络。病在气，调之卫。病在肉，调之分肉。"周于藩说："揉以和之，可以和气血，活筋络。"说明了可用和法调和以扶正气，驱除客邪。《内经》云："察阴阳所在而调之，以平为期。"在临床应用中和法又可为分和气血、和脾胃、疏肝气等三方面。和气血的方法有四肢及背部的滚、推、按、揉、搓等或点肩井穴等方法，和脾胃、疏肝气则用推、摩、揉、搓诸手法作用于两胁部或点章门穴、期门穴、上脘穴、中脘穴、肝俞穴、胃俞穴、脾俞穴等。

（四）通法

通法为推拿治疗之大法，人体以通为用，气需要通，血需要通，呼吸系统需要通，饮食物需要通，肠道需要通，脉道需要通，二便需要通，经络需要通，"不通则痛，通则不痛"，临床大部分疼痛之症均可施以通法。通法又可与他法兼用，如温通、汗通、清通、通泻、通和、通散等。通法有行气血、通瘀阻、祛病邪、化壅滞之作用。《素问·血气形志》有"形数惊恐，经络不通，病生于不仁，治之以按摩醪药"的记载，指出了按摩能治疗经络不通所引起的病证。临床治疗时重点作用好各部位开门穴，开通脉道，并对症、循脏腑经络点透相关经穴，调通脏腑气机。同时结合施用挤压和摩擦手法，手法刚柔兼施。如用推、拿、搓法于四肢，则能通调经络，拿肩井则有通气机、行气血之作用；《厘正按摩要术》上说："按能通血脉。"又曰："按也最能通气。"按即点按、点穴之意，作用于相关穴位，故凡经络不通之病，宜施用通法治之。

（五）温法

温法是针对阴证、寒证的一种疗法，是驱除阴寒，恢复阳气，可达到回阳救逆和温阳祛寒治疗目的。

回阳救逆是以温通手法恢复阳气，挽救危险逆证。此法适用于寒邪"直中三阴"的急症或热病汗下，清凉太过，陡然发生邪入三阴的险症。症状上可见恶寒蜷卧、手足厥冷、口鼻气冷、冷汗自出、呕吐泻泄或腹中急痛，脉象微细或沉伏，当此阴寒凝聚、阳气衰绝的紧要关头，须回阳救逆拯救危机，以恢复生理功能而祛寒邪。

温法一般用于阳虚里寒的慢性病，如脾胃阳虚，症状可见少气倦怠、饮食难化、大便溏泄。再如肾阳不足，素多痰饮，常见咳嗽痰多、行动喘息、小便清长等。用较缓慢而柔和的节律性操作，在每一治疗部位或穴位，手法连续作用时间要稍长，患者有较深沉的温热等刺激感，有补益阳气的作用，适用于阴寒虚冷的病证。《内经》云："寒者温之。"缓慢柔和而又深沉的手法在固定穴位或部位上进行操作，使能量深入于分肉或脏腑组织，以达温热祛寒之目的。《素问·举痛论》中云："寒气客于背俞之脉……故相引而痛，按之则热气至，热气至则痛止矣。"这说明了人体因受寒而引起的疼痛，按穴位可祛寒止痛。在推拿的临床应用中，如：按、摩、揉中脘穴、气海穴、关元穴，搓肾俞穴、命门穴有温补肾阳、健脾和胃、扶助正气、散寒止痛等作用。例如对五更泄泻者，可作用于中脘穴、关元穴以温中散寒；作用于肾俞穴、命门穴以温肾壮阳，从而达到温补命门、健运脾胃的目的。

（六）清法

清法即清热降火之法，此手法可达到退热降火之目的。和温法相对，用于阳证以治热病，热病症状复杂，治则治法各异，可归纳为以清气凉血为目的和以清热开窍为目的的两种治疗手法与法则。

热病的证候有卫、气、营、血四个阶段，邪在卫分，内科用辛凉解表，手法着力重，时间短，如表邪解里热炽盛，邪入气分，表现发热不恶寒、汗出、口渴、苔黄燥、脉洪数等症状时，须清泄气热。如进一步发展邪入营分，症见脉数舌绛、心烦不寐，或邪入血分，症见烦躁、谵语、发狂、吐衄，须清营凉血，选配不同穴位，以重手法应之。若高热不退，神志昏厥，甚则昏厥不省人事或手足抽搐、谵语、痉挛，此为热入心包，则清热开窍法应之。《内经》云："热者清之。"这是治疗一般热性病的主要法则。但热病的症状极其复杂，治疗时应鉴别病在里还是在表，病在里者还需辨别是属气分热或血分热，是实热还是虚火，然后方可根据不同情况，采取相应的手法。在表者当以清热解表，病在里者且属气分大热者当清其气分之邪热，在血分者当治以清热凉血。实则清泻热，虚则滋阴清火。气分实热者轻推督脉（自大椎至尾椎），以清泻气分实热；气血虚热者轻擦腰部，以养阴清火；血实热者，重推督脉（自大椎至尾椎），以清热凉血；表实热者，轻推背部膀胱经（自下而上），表虚热者轻推背部膀胱经（自上而下），以清热解表。所以要针对不同病症、不同病位作用于相关部位穴位，以达到清泻虚实之热火的治疗目的。

（七）散消法

散消法含有消散和破削两个含义，散者即消散、疏散之意。推拿的散法有其独到之处，其主要作用是"摩而散之，消而化之"，因此对脏腑之结聚、气血之瘀滞、痰食之积滞，应用散法可使气血得以疏通、结聚得以消散。如饮食过度，脾不运化所致的胸腹胀满、痞闷，可用散法治之。《素问·举痛论》云："寒气客于肠胃之间，膜原之下，血不得散，小络急引故痛，按之则血气散，故按之痛止。"可起到消结散瘀的作用。对于痞块、积聚一类的顽固性病证或者积食、水湿壅滞的慢性病，采用渐消缓散，可归纳为四个方面：

1. 消坚磨积：凡症见结石，血瘀或痰湿所致的肿核、痞块，则应软坚消瘀。

2. 消食导滞：症见饮食太过，脾胃不运，消化机能停滞所致的嗳腐吞酸、脘腹胀满、恶食倦怠，以消导之法应之。

3. 消痰化饮：症见脾胃气弱，水饮不消，以至凝聚生痰，积于上脘，发生如杯如盘有形积聚之类者，以消痰化饮应之。

4. 消水散肿：症见水气外溢，肢肿腹满，大便溏泄，小便不利，既不能汗又不能下，用此法应之。

以上四种消散之法均要配合作用于相关疾病的经络穴位，以达到气割、气化、气通病灶，消散各种疾病的目的。

（八）补法

补法即补益虚损之法。补者，补气血津液之不足，脏腑机能之衰弱。经云："虚则补之。""扶正祛邪"是推拿临床的指导思想。《素问·调经论》云："按摩勿释，着针勿斥，移气于不足，神气乃得复。"说明了因气不足而致病者可用按摩的方法补气，使精神得复。补法应用范围广泛，如气血两亏、脾胃虚弱、肾阴不足、虚热盗汗、遗精等，均可用补法。明代周于藩云："缓摩为补。"又云："轻推，顺推皆为补。"补法是用补益手法与选用强壮穴位，如神阙穴、关元穴、中极穴、长强穴、肾俞穴、命门穴补益人体阴阳、气血，从而消除衰弱症状，可分为补气、补血、补阴、补阳。

1. 补气：用于症见倦怠无力，懒言怕动，气短自汗或因气虚引起的脱肛、疝气以及妇人子宫下坠等，要作用好相关穴位，以补气应之。

2. 补血：用于症见面色萎黄、爪唇苍白、头昏耳鸣、嘈杂心悸及妇女月经延期、色淡量少，甚至闭止不行，要作用于相关穴位，以补血调血应之。

3. 补阴：用于症见形体苍疲，口干咽燥，肌肤枯涩，怔忡惊悸，虚烦不寐，遗精盗汗，咳嗽咯血等，要作用好相关穴位，以补阴应之。

4. 补阳：用于症见形寒怯冷、腰膝酸痛、少腹冷痛、大便溏泄、小便溲数或阳痿早泄、虚喘肿满等，要作用于相关穴位，以补阳应之。

（九）补脾胃

胃主受纳，脾主运化，胃的受纳为脾的运化准备了物质基础。

脾主升，胃主降。脾胃的升降功能是相互依存的，若脾气不升则胃气不得降，反之，胃气不降则脾气亦不得升。

脾喜燥恶湿，胃喜润恶燥。所谓补脾胃，就是增强脾胃的正常功能，推拿治疗时重点在中脘穴、天枢穴、气海穴、关元穴，背部膀胱经重点胃俞、脾俞，这样可调整脾胃功能，起到健脾和胃、补中益气的作用。

（十）补腰肾

腰为肾之府，而肾又为阴阳之源，五脏六腑精气所藏，故肾亏则阴阳失调，精气失固而虚，治疗时点按命门穴、肾俞穴、志室穴、关元穴、气海穴，从而起培补元气以壮命门之火的作用。

第三节　疗法的适应证与禁忌证

临床实践证实，除癌症局部、破损局部、毒虫咬伤、各种中毒症、严重的骨伤科疾患、各种急性传染病、时疫病为禁忌证外，其余所有病症均为疗法的适应证。

第四节　临床注意事项

（一）术者注意事项

中医推拿杨氏脏腑经络点穴疗法是中医外治法，从前面的论述中我们应该认识到，用现代科学观点解释杨氏脏腑经络点穴疗法，应是对人体生命指令序信息与能量力信息进行调整的治疗方法，即通过循经导穴调整人体生物信息，祛除病灶，恢复人体与各组织器官生命指令序信息与能量力信息正常功能与机能的一种具有科学性、实用性、方向性的治疗方法。生命指令序信息——神，心藏神。做到用心治病，要注意以下几个问题。

1. 临床心态：首先术者要调整好临床心态，做到用心治病，作为医生具备良好的临床心态是十分重要的。

需要树立起真诚的炽热的爱心：现代语言叫人道主义，先人们叫修筑功德。视治病救人为己任，要具有高度的责任感。作为医生，选择了这种神圣的职业就要遵循古训："悬壶济世"。就是以高尚的道德观念，把爱心带给患者。只有树立起诚挚的爱心，才能做到用心治病，取得良好的治疗效果。

树立起恒定的耐心：即树立永恒、稳定的耐心，中医推拿临床治疗每天重复着枯燥的动作，每天很劳累，可以说中医推拿师在燃烧着自己，照亮患者，在用自己的心血汗水浇灌滋养着患者。为了拯救患者，救治患者，首先树立爱心，才能树立恒定的耐心，这是长期认真实施正确手法的基础。

树立起精微的细心：中医推拿治疗疾病从诊断到治疗，每个环节都需要有精微的细心。骨伤科病人的筋骨扭错，是向哪个方向扭错，是骨裂还是骨折，需要细心的检查；诊断制定正确的治法与治则，更需要正确的细心的手法。患者的脏腑、神经、内科、妇儿科各种疾病，需要细心地望、闻、问、切、摸、量，六诊合参，诊出寒、热、虚、实、阴、阳、表、里与归经。病因所生，病灶所成，均需要精微地细心诊断，确定正确的治法治则，实施正确的手法，以求得良好的治疗效果。所以，精微的细心是取得良好疗效的根本保障。

责任的狠心：在临床中整复筋骨，化解病灶，有时会给患者带来暂时疼痛与痛苦，但为了长远利益，为了治疗好疾病，要以高度责任的狠心实施手法，所以责任的狠心是十分重要的。

2. 心法：上面的临床心态，体现了一个"心"字，从我们几十年的亲身体会来看，表面上看是在用手治病，但实际上是在用心治病，先贤们也有很多精辟的论述："一旦临证，机触于外，而巧生于内，心随手转，法从手出。"通过几十年的临床，我们用心参悟到这几句话的深刻内涵，试析如下：机触于外，即接触患者的体表。而巧生于内，这个"巧"字包含了通过触外而深知疾病的病因、病灶、病情、病症、病变，而用心思考，形成正确的治疗法则、正确的治疗方法、正确的治疗手法和正确的治疗心法。心随手转，在中医推拿临床中内含四法，即法则、方法、手法、心法。推拿不同于内治法，治法治则写在纸上，包含在方药中，而推拿要随着手体现出来。法从手出，就是上述四法要从双手体现出来，取得良好的治疗效果。

3. 医心：古人云："善医者先医其心，后医其身。"善：善于，好的，方法出色的，杰出的。善医：好的医生，最好的方法是先医患者心而后医患者身体疾病。中医学认识到天人合一，人与天相应，认识到多数疾病的成因为内因，内伤七情，产生郁涩之气，郁滞气机的正常作用，中医学认识到："正气存内，邪不可干。"正气虚弱，病邪乘虚而入，使机体各器官不能正常行使自己的职能而发生病理变化。外因为外感六淫之邪，形成病灶，阻碍人体气机正常发挥，产生病理改变，正气内存，邪不可干，即六淫之邪，也是因身体正气虚弱，邪乘虚而入，就是说因内因的正气虚，才导致外因的淫邪乘虚而入，在唯物辩证法中也强调内因是变化的直接因素，外因是变化的条件。中医学的辨证施治是应用了辩证法，也就是说疾病形成的因素，是多因情绪变化所致，把这些道理向患者讲明，尤其针对患者具体情况讲明应对的方法，摆脱不良心态，调整稳定好情绪，积极配合治疗，在医生认真正确的治疗下，才能取得好的医疗效果，如患者没有良好的心态、稳定的情绪，不能明理修心，再好的医生、再好的药物、再好的医疗方法，也达不到预期的医疗效果。心理作用在治疗当中是十分重要的，在临床中经常出现这样的事情：名老中医与学生开出同样的方剂，或实施同样的手法，但患者感觉疗效就不一样，为什么？就是心理作用在作怪，所以，临床中的医心是一个重要环节。医心也就是语言沟通，医生的语言要十分注意，入情入理。古人云："好言一句三冬暖，恶语伤人夏日寒。"同样的一句话，表达的方式语气不同，产生的效果会不同，这也是医生修筑功德的一个方面。

4. 临床手法应注意的四个问题

（1）对称性：对称意指手法作用于患者体表的位置要左右对称，即以人体前后正中线为基点，向左右的距离、四肢、经络、经筋等位置对称，表现出中医阴阳对称平衡，而且也体现了阴阳平衡，作用患侧意于治疗作用健侧，意于防止病灶转移，更突出左病右治、右病左治之法则。

（2）平衡性：体现在手法力度的平衡性，平衡性体现在两个方面：一方面是在无疾病症状或相同疾病状态下手法力度相同，体现出平衡性；另一方面是在疾病状态下或不同疾病状态下，施以不同的手法力度，同样体现平衡性。如治疗面瘫患者，对健侧施以轻力度的松解补法与对患侧施以重力度的松解泻法，同样是属平衡性范畴。

（3）深透性：作用力深透，深，即深层，作用力达到人体深层。透，即穿透，要求作用力穿透的意思。作用力穿透病灶，穿透人体深层，透骨、透细胞，才能达到理想的治疗目的。需要中医推拿师较高的意境与深厚的医疗内功功底，方能实现之。

（4）舒适性：治疗疾病又使病人感到舒适是每个患者所要求的，也应是推拿师所追求的。要想做到有理想的疗效又有舒适的享受，要求推拿师存有对患者诚挚的爱心与正确熟练的手法，以减少治疗时的痛苦，当然临床化解病灶与整复筋骨，必然会给患者带来暂时的痛苦（必要的责任狠心），但痛苦是暂时的，病灶化解了，筋骨整复了，疾病根除了，最终是更舒适的享受。

（二）科学的研修内功，提高治疗效果

气功是科学的，是中华民族智慧的祖先们以超人的才智，认识到宇宙中的生命信息物质——阴阳二气。《黄帝内经》云："阴阳者，天地之道也，万物之纲纪，变化之父母，生杀之本始，神明之府也，治病必求于本。"认识到这一物质在体内存在与运行在一个无形无解剖物质的神秘系统里边，这一系统在人体生命活动中十分重要，《黄帝内经》云："经络决死生，处百病，调虚实，不可不通。"正确、科学地认识与修炼气功绝对能祛病强身，精、气、神自然旺盛，自然能开慧益智。当然假气功或把气功披上神秘的封建色彩，制造歪理邪说，惑众闹事，干扰社会治安绝对是不正确的，一定要加强科学教育，进行改造或予以取缔。推拿师长期修炼内功，积累很强的阴阳，形成经络气血，形成"蓄电池"，可通过手指点按经络穴位，输入患者经络穴位中，增强患者经络气血，增强气化作用，化解病灶，排除病邪，达到治疗疾病的目的。

（三）补泻

在临床中，会出现不同性质的疾病，如虚与实，中医治则分别为"虚则补之，实则泻之"，在补虚泻实的方法中，方法与手法各有所长，下面介绍一下师父在临床中的方法与手法。

1. 轻重补泻法：即轻为补，重为泻，辨明疾病性质而针对实施之。

2. 快慢补泻法：即手法运动节奏的快慢补泻，快为泻，慢为补。

3. 旋转补泻法：即临床手法旋转的方向补泻，正转顺时针旋转为补，倒转逆时针方向旋转为泻。正转三圈、倒转三圈的连续作用或"8"字旋转法，为平补平泻。

不管是哪种补泻，只要做到手到意到，效果都是很好的，但一定注意补泻不要太过或不及，不及影响效果，太过会出现一些不良反应，也会影响效果。在此不能量定，因临床中，要视多种因素而定，如患者体质、病程、病情等，补泻量定要靠悟性与慧力。

医生要在治心的同时向患者宣传中医知识，如疾病的成因，治疗的原理、方法，需要患者的配合等，以提高疗效。

推拿师临床治疗一定要进入状态，要做到平心静气，即祛除杂念，念力集中，双脚阴阳的采集，双手阴阳的应用，做到力柔、气透、意合，才能取得好的医疗效果。

（四）患者注意事项

在疾病的治疗过程中，患者的积极配合很重要，祖先们很客观地评价说：三分治，七分养。可见古人在治疗过程中总结出患者配合的重要性。如骨伤科疾患，整复治疗后，患者需要静养、保护，痊愈后又需患者积极锻炼，以利组织器官的功能与机能的恢复，以免组织器官功能、机能的减退。又如因内伤七情而患病，要向患者讲明内伤七情致病的道理，就要了解患者情绪变化的来龙去脉，有针对性地开导患者调整情绪，告诉患者应对事物的方法，即明心性，调情志，消除病源。

中医内科服药，为避免饮食物减弱药物的寒凉、温热作用或抵消药物治病效果，提出忌口之说。中医推拿手法治疗，虽然不考虑对药性的治疗效果的抵消作用，但同样也提出忌口之说，如对阴寒之邪所致疾病，要嘱咐患者忌食生冷、冻食，更要注意防寒。如阳热之邪所致疾病，要嘱患者忌腥、热、辛、辣、肥、甘、烟、酒之品，更要嘱患者注意衣服适时加减，多饮水，以防热邪浸淫。

中医推拿治疗后，通过对病灶气割、气化、气通，排除病气，不同疾病会出现下列不同的病理反应。

因患者腹部有病灶，经医师按摩气割、气化后，会出现腹部表层疼痛的症状，脾胃病患者治疗后出现上逆、咯气、呕吐、咯血（血痰）的症状，肺病、哮喘病患者会出现打喷嚏、大量排痰症状，肠胃病患者出现下气、腹泻、多便，病重者会出现便血和乏力，肝胆病患者会出现眼睛肿胀、流泪、打喷嚏、乏力现象。

骨伤科患者随着对身体已伤结构的破坏，会暂时出现疼痛加重和不适的症状。

寒湿严重的患者，经调整后，会出现四肢发凉、浑身发抖的排寒现象。湿热严重患者，治疗后排出湿热，会出现皮肤发痒、皮疹、皮肤脱皮症状。

如出现以上症状，均属排除病气的正常反应，不必担心，更不要终止治疗。

运用内功循经点穴推拿，调整经络气血，化解病灶，达到祛病强身目的。杨氏脏腑点穴疗法，以科学观点解释，乃为人体信息调整治疗。所以，需患者全身放松，祛除杂念，体悟点穴的气运效果，如果配合得好，医疗效果就好。所以，要求患者不要讲话，不要接听手机（最好关机），以免影响治疗信息的接收，影响疗效。

第三章　杨氏脏腑经络点穴疗法

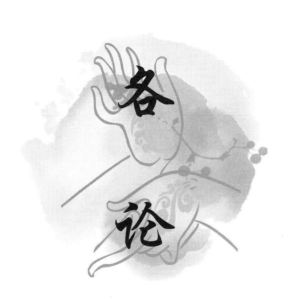

各论

第一章　肢体经络病证

第一节　颈椎病

颈椎病为多发性常见病，据临床分析，15～30岁人群颈椎病发病率在10%～20%，30～40岁人群发病率在70%左右，40岁以上人群发病率在90%以上。

一、病因病机

1. 外力损伤、打击、撞击、跌伤和司机的挥鞭伤，使颈椎连带周围韧带，中医称为"筋"一并错位，又没有及时治疗，遗为颈椎病变。

2. 退行性慢性滑脱，是因过度疲劳，长期的不良坐姿、不良睡姿，落枕症病变，特殊职业等，使颈椎慢性滑脱错位。

以上两种成因引发颈椎一系列病变，如椎间盘突出、椎间隙改变、椎间孔改变、神经根受压、动脉血管受挤、脊髓受压、椎体增生、经络受邪等。

二、诊断分析

1. 神经根型：病变压迫神经根，引发肩、手麻木。

2. 动脉型：病变压迫颈椎动脉，影响头部供血，发为血管型头痛、头目眩晕的血压高症状。

3. 脊髓型：病变压迫脊髓，发为手脚麻木无力，甚者高位截瘫。

4. 混合型：出现上述所有症状，临床较为少见。

5. 邪中经络型：病变损伤正气，风、寒、湿邪乘虚而入，邪中太阳，引起颈项强痛及少阳、阳明等六阳之证。

三、危害

（1）颈部为心、脑血管中间之关隘。颈椎病灶扩大到头、胸，病邪一定影响心脑的供血系统。

（2）临床观察到凡心脑血管患者大多患有颈椎病。

（3）治心脑血管病兼治颈椎病康复效果好。因心脑血管病在死亡人数中占85%，所以颈椎病是心脑血管疾病的重要成因。

另外，临床发现颈椎病变导致耳的听觉病变，出现耳鸣、耳聋；导致眼睛病变，出现视力变化，严重病变者可致失明；导致大脑、小脑病变，出现失聪、高位截瘫等。所以，颈椎病早期发现、早期治疗是十分必要的。

四、诊断与自我诊断

（一）诊断

杨氏疗法诊断颈椎病有两种方法：一为叩顶法，二为血线检查法。

1. 叩顶法　患者坐位，身体放松，双手自然下垂，术者立于患者身后，以空心拳叩击患者头顶，患者感觉到哪节颈椎疼痛，就证明哪节颈椎有疾患。

2. 血线检查法　此法为杨氏疗法的特色，概无雷同。患者与术者姿势同上，术者以食、中二指置于颈椎棘突两侧用力滑到大椎穴下，患者颈椎部会出现一条明显的红色"血线"，通过眼观、手感而判断病之所在、病在哪节、滑脱错位方向、病之所变、病变程度、病变的症状，而后确定治则、治法，即遵什么法则，施什么手法，如何施法，最后向哪个方向拨正筋骨，以根治颈椎病。

（二）自我诊断

1. 取坐位自然放松，头部稍后仰，头部水平方向左右慢慢摆动，如听到颅骨下缘发出沙啦、沙啦的声音，证明寰枢关节有病变。

2. 取坐位，自然放松，头部稍慢地大幅度旋转，如听到三、四、五、六椎体哪节发出咯吱、咯吱的声音，就证明哪节有病变。

五、治疗

临床所发现的颈椎病，均是经过少则几年、多则几十年病变的疾病，绝不能上来就施以复位手法，这样做轻则出现韧带撕裂，出现剧烈疼痛，重则可能殃及生命。因颈椎病是多年形成的病变，所以治疗也是一个长期的复杂的工程。治疗颈椎病，分为三个阶段，施以不同治疗手法与治疗目标，以求做好复位前的准备工作，保证最后疗效。基于中医整体观的认识，颈椎病涉及多条经络与三焦气化，所以实行整体调治的治疗方法，但不同阶段要突出不同侧重点。

（一）第一阶段——重点松解病灶

1. 实施整体调整的治疗方法，以调整、强化经络气血，增强三焦气化，为化解病灶准备较大的气化能量，但确立颈部松解为重点，因颈椎部位筋骨受病邪侵袭形成挛缩灶，僵硬板结，严重影响气血对筋骨的荣养。

2. 重点做好颈椎筋骨的松解手法，要求深透适度，术者集内功于指端，做松解手法，对颈椎周围病灶进行气割、气化，以求最后气通，分别施以：

（1）双大指捻揉法，患者坐位，术者立于其身后，以双大拇指螺旋捻揉，要求作用好多条经筋。

（2）头部旋转法，姿势同上，要求患者放松，术者一手揿定颈椎上部第二节颈椎后棘突两侧，一手五指分开，握患者头部由小幅度到大幅度，视患者适应能力，缓缓做头部旋转运动，握头之手每旋转一周，揿定颈椎之手捻动下滑一节。功效：松解好每一节颈椎，化解棘突两侧病灶。恢复气血荣养筋骨的能力，解除粘连。

（3）揿定后棘突之手，改揿定两侧横突，随旋转下滑，另一手照样做旋转头部动作。作用：松解横突两侧经筋，化解病灶，恢复气血荣养筋骨的能力，解除粘连。每个动作做3次，然后，调换体位，调换双手，做头部反方向旋转，每个动作重复3次。施术时一定注意：根据病人的年龄、体质、病变程度，掌握好旋转的幅度。有人主张颈椎病不易做旋转动作，这种提法是错误的，这个动作是治疗颈椎病的重要手法。

功用同上。

（4）拔抻法：患者坐位，自然放松，术者立于患者身后，大马步，双手掌鱼际托住患者头颅下缘，小臂夹紧，余四指握定面部，缓缓上举，双足缓缓加力，感觉到颈椎关节间隙松开后，使患者头部缓缓向左、右水平方向扭转。作用为松解粘连，恢复筋骨功能，整复筋骨解剖位置。

（5）行气法：患者坐位自然放松，术者侧站位，然后分别点按风府、风池、肩髃、肩前、肩后、肩贞、曲池、少海、手三里、合谷穴。疏通经络，运行气血，化解病灶，排除病邪，化解风、寒、湿之邪，患者会感到双手冒寒凉之气，此为风寒之邪经气化后由手部排出的感觉。内功点按经穴的作用很重要，也是杨氏疗法的特色之一。

（6）顺气法（又称收关门）：经过上述手法治疗调整后，出现一些人体气机失调、正邪交错问题，须施顺气法以调之，双手大指对颈椎从上到下松动3次，引气下行，然后左手大指点按大椎穴，右手大指从大椎穴沿椎体后棘突，下推到腰骶关节，连续3次，结束。

功效：此手法也称关山门，因经施治疗手法后，正邪气机交错，此手法有调顺气机之功，以解逆乱。

（二）第二阶段——通气血，养筋骨，排病邪

通过第一阶段松解筋骨治疗后，第二阶段则调脏腑气血与松解筋骨并举，但重点在调脏腑气血、养筋骨、排病邪方面，做好整复前的准备工作。颈部与多条经络发生联系，所以只有调和脏腑气血，才能营养筋骨，排解窜入不同经络之风、寒、湿邪，此调脏腑之法为杨氏疗法特色之一，调整经络实际是在调整人体生命信息，使其恢复到有序状态，也是治疗颈椎病、强化气血、化解外邪的重要环节。

（三）第三阶段——拔正筋骨。

拔正筋骨是治疗颈椎病的根本，是铲除病因的阶段。杨氏疗法使用两种手法复位：一为旋转复位法，一为拔正歪尖法。

1. 旋转复位法：患者坐位，双肩自然放松、下垂，术者立其后，双腿马步，两小臂夹紧，双手鱼际处托住患者颅骨下缘，余四指分开扶

住患者下颚及腮部，双腿缓缓用力，术者感觉到患者颈椎间隙拉开（不要用力过大，否则容易造成椎体间隙过大，撕裂经筋），术者以腰腿为轴，双臂夹紧，双手托头，向错位的反方向缓缓旋转到极度，嘱患者放松，然后再施巧力旋转，听到咯嗒的复位声，手法成功。施此手法时注意加力旋转时幅度不要大，这里用的巧力，是双手、双臂的抖动力。手法成功后，要对局部进行松解，因筋骨在错误位置时间较长，形成习惯位置，恢复到正确位置也等于出现一次扭伤，因而会出现轻微的不习惯、不舒服，同时嘱咐患者，千万不要在这时期感受风寒，因这一时期最易感受风、寒、湿邪，因扭错的筋骨形成习惯位置，手法再成功，还会因小的扭动再回到错误位置，所以，在这一阶段要反复施法，并于施法后，要求患者注意保护。

2. 拨正歪尖法：这一手法较为复杂，即需要四两拨千斤之内功之力，又需要一定的技巧。尖，后棘突也，拨正歪尖，即通过血线检查法判断，用手指把歪向一侧的棘突拨向另一侧，手法中含有"矫枉必须过正"之意，以使歪向一侧的椎体恢复到正确的正中位置上来。实施这一手法，一需要师父的亲自指导、大量的临床才能掌握，二需要自己刻苦研修内功。注意这一阶段要反复施术，因扭错的筋骨在错误位置形成习惯位置，那么通过施术恢复到正确位置定会产生暂时的不舒服，需术者对患者进行松解，缓解症状，并向患者讲明注意保护，注意回避风寒，而且因筋骨在错误位置时间久了，形成习惯位置，稍有活动，极易反复，所以这一阶段需反复施术，以求最后稳定于正确位置。

六、养护与预防

1. 养护：①在医生的指导下，调整枕头的高低度与不良坐姿、睡姿。②一定注意回避风、寒、湿邪，如电扇、空调与自然界之邪。③复位后注意保护，如出现反复，立即找医生复位，治疗手法很简单，1～2次即愈。

2. 预防：从临床中观察，近20年来颈椎病向年轻化发展，以前，30岁以下，除外伤外，很少有退行性颈椎病发生，现在十几岁就有颈椎病变发生。研究认为，现在青少年体质下降，筋骨固定作用软弱；不良姿势下的不良活动增多，如学习中的坐姿，尤其学习后应去体育场锻炼，可是很多青少年被繁多的作业缠身，或是青少年利用空余时间不运动，而是扎进网吧，几个小时的疲劳活动，对颈椎的损害是严重的。成年人要调整好坐姿与睡姿，调整好枕头的高低，要注意风、寒、湿邪对颈椎的侵袭，要注意头、颈部的锻炼活动。师父养生歌诀云："眼要常涮，脖要常转，腰要常旋，腹要常运，腿要常练，牙要常叩，手要常攥。"平时多注意预防，其中的"脖要常转"，可避免颈椎病的发生与发展，尤其自诊发现问题后要尽快治疗。

七、病例

（1）张某，男，65岁，北京某兵工厂离休干部，主诉：眩晕，肩臂、手指麻木，多年医治效果不理想，且病情日益发展，经查：颈椎寰枢关节与4～5椎滑脱，属动脉型颈椎病与神经根型颈椎病复合型发作，经施疗法1个疗程，症状全无。

（2）张某，54岁，海军某部技术干部，长期养病在家。主诉：眩晕，走路不能平衡，体征：行动缓慢，走路不稳，须拄手杖，经查：颈椎3～4椎严重滑脱，压迫脊髓，属脊髓型颈椎病，施疗法6个疗程痊愈，可丢掉拐杖，自主行动。

八、体会

颈椎病高发且危害大，因颈椎病属椎体筋骨错位病变，没有特效药物可治，只是缓解症状而已。故突显疗法治疗颈椎病之独特优势，疗法内调气血，外治局部，拨正椎体以正筋骨，解决压迫之因，颈椎病得复矣。

第二节　肩周炎

肩周炎属于多发病，中医称为五十肩，认为是肝肾气机失调所致，多发于中老年人群。此病多因肩部筋骨扭错而未及时正确治疗而遗留下来的后遗症，实乃风、寒、湿邪侵袭病变为痹。此病虽不影响饮食，但给患者日常生活带来不便与痛苦，尤以夜间痛甚为特点，现代医学多以封闭治疗，暂时缓解症状，但因属不正确治疗方法，不但不能痊愈，反而会加剧病变。

一、成因

首先是因肩部的筋骨扭伤所致，人们在日常生活、劳动中筋骨扭错，而出现运动障碍，活动量稍大时就会出现疼痛，一般临床多为肱二头肌腱、三头肌腱或肩内交叉韧带扭动出现血肿所致，治疗此新鲜性扭伤本来是很简单的手法，从检查到治疗不用 5 分钟时间即可恢复正确位置，第二天消肿，第三天活动正常。但因治疗不当，不能纠正扭错的筋骨位置，遗留后患，出现一系列病变。

由于筋骨错位而出现深层瘀血，又因风、湿、寒三邪乘虚而入，出现挛缩病灶，日久形成中医所述之痹证。

肝肾气机失调而加重了五十肩症状，但不是发生肩痹的成因。

人们为避免引起剧烈疼痛，实行自我保护，减少运动或不运动，日久肌肉形成粘连，发展成西医所说的冻结肩。

二、症状

患者患肢不能上举，后背运动幅度受限，沉痛，尤以夜间痛甚为特点。常人多发右侧，司机多发于左侧。

三、治疗

肩周炎多要调整肝肾气机，所以要实施整体治疗方案。

1. 调整脏腑（手法略）：通过调脏腑，调和肝主筋、肾主骨的功能与充合气血，化解风、寒、湿邪之痹，以解夜间痛甚之苦。

2. 局部治疗

第一阶段，松解阶段。

①松解法：患者坐位，术者立于体侧，用双手手指在肩周围或循经筋走向松解弹拨，舒散经筋，破解粘连。②运肩法：同上，如治疗左肩，左弓步站位，右手扶定左肩，左手握患者左肘下部位，由小幅度到大幅度地旋转，整个治疗过程，要循序渐进，不要给患者带来难以忍受的痛苦，但不可能没有一点痛苦。

3. 举臂法：站位同上，缓缓将患臂上举。整复筋骨时上举到一定程度后，嘱患者放松，一手点按患筋，一手托患肘，施巧力使筋复位或撕开粘连。施术后要立即施以松解手法，点按相关经穴以缓解因施术引起的疼痛症状。

4. 背提肘法：站位同上，患者患肢屈肘后背，术者右手扶患者肩部，左手拿握患者患肢后背缓缓上提。整复筋骨时，上提一定高度后，嘱患者放松，一手点按患筋，一手提肘施巧力上提，使患筋复位或撕开粘连。施术后立即施以松解手法与点按相关经穴，以缓解因施术引起的疼痛症状。

5. 点按肩井、肩髃、肩宗、肩前、肩后、肩贞、曲池、少海、三里等穴，化瘀消痹。此阶段主要是慢慢加大患肢运动幅度，以外运动带动内运动，以内运动促进外运动，即促使气血的运行，以荣养筋骨。

第二阶段，化解病灶，活血化瘀。通过对脏腑肝肾气机的调整与局部手法的作用，人体肝肾气机调和，气血功能增强，化解病灶，排除风、寒、湿邪，荣养筋骨，解除粘连，为整复筋骨做好准备工作。

第三阶段，整复筋骨。经上两个阶段的治疗，排除痹邪，解除挛缩，恢复了筋骨机能，施以复位手法。肩周炎得愈，疼痛症状消失，运动自如。

四、病例

王某，女，45 岁。主诉：肩周炎，夜间与阴天或情绪不好时疼痛加重。经诊，肩部有陈旧性伤科病变，患肩活动受限，不能上举，患者久治不愈，肌肉出现粘连，经施疗法 2 个疗程痊愈，患肩活动自如。

五、体会

肩周炎，是因肩有伤科疾患，未经正确施治，内因肝肾气机失调，外因感受寒邪综合而成，施用疗法以内调脏腑气机，外施治疗局部手法，即内调气血，外解粘连，整复筋骨，治疗彻底，疗效显著。

第三节　类风湿

类风湿被现代医学列为疑难症，由于病因不明，没有特效治疗，检查可见类风湿因子阳性。中医认为，内因肝肾气机失调，外受风湿之邪。类风湿症临床分三种类型：

①四肢型，病发四肢远端，手足关节疼痛肿大，然后随病程的延长向近端循经向脏腑发展。

②中枢型，病发于腰部，形成病灶，沿椎体向上、向下、向内发展，下影响到腿，上影响到颈椎、双肩关节，疼痛难忍，变形。椎体与周围韧带萎缩，僵直，失去正常的生活能力，失去正常功能与机能。病灶向内循经发展，影响脏腑功能与机能。

③混合型，上两种病症均有。

三种类型最后病变都是循经向内发展，影响脏腑功能与机能，最后，病邪侵袭心脏而危及生命。

一、病因

西医认为此病病因不明，中医认为内因肝肾气机失调，外受风、寒、湿邪，类风湿因三种原因综合发病。①首先是患者腰部、四肢远端部一定有伤科史。②因风、寒、湿三邪的侵袭。③为患者脏腑肝肾气机的严重失调，即肝主筋、肾主骨的作用不能正常发挥，三因相互作用，恶性循环发展所致。

二、治疗

1. 治则　调气血，养筋骨，祛邪痹，恢复肢体机能与功能。

2. 治法　为杨氏疗法整体调整治疗。

第一阶段：首要调治肝肾气机，以强化三焦气化之原动力，内调气血可化痹邪，次调脾胃以强化后天气血化生之源，再者松解筋骨，这一阶段3～4个疗程。

第二阶段：以调整脾胃气机，强化后天气血化生之源，同时调整肝肾气机，次调筋骨，这一阶段要3～4个疗程。肝肾气机调和，肝主筋、肾主骨的功能得以正常发挥，痹邪有效得到化解。脾胃合和，后天之气血化生有源，滋养筋骨，使筋骨日渐丰满，机能逐渐恢复。

第三阶段，在继续调整脏腑的同时，重点整复筋骨，这一阶段经3～4个疗程，通过十几个疗程的调整脏腑机能与功能得到康复，气血充合，风、寒、湿邪得以有效的化解排出体外，筋骨机能与功能如初，顽痹愈矣。

三、病例

马某，女，33岁，类风湿，神情呆痴，体形消瘦，含胸驼背，双上肢肘部弯曲，双手萎缩成鸡爪状，双下肢弯曲内旋，步履艰辛。5年前，在妇产医院楼道临盆，感受风寒，经几家著名医院诊治，不但效果不理想，而且病情发展严重。病人十分痛苦，失去生活自理能力，失去全家人的关爱。脉弦、紧、细、弱，舌淡，苔白厚腻，患者气血亏虚，风、寒、湿三邪杂至，发为顽痹，筋枯骨瘦。施以疗法7个疗程病愈。

四、体会

中医学对此病有较清楚的认识，是因肝肾失调与外邪内侵所致，中医内服药物、针灸疗法，对于中前期类风湿有很好的疗效，对中后期严重病变类风湿，治疗效果不理想，如施以杨氏疗法，视不同病情10～15个疗程可痊愈。因疗法内调脏腑经络气血，化解痹因，外施手法，促邪外出，助筋骨恢复功能，可谓治疗此病最佳方法。

第四节　腰椎综合征

腰椎病属常见病，女性35岁以上，男性40岁以上，发病率在85%以上，这里叙述的腰椎病是急性伤科疾病未经及时、正确的治疗，转而形成一系列陈旧性病变，这些统统论述为腰椎病。经临床实践证明，杨氏点穴手法能治疗各种类型的腰椎病，包括：棘上韧带炎症，棘间韧带炎，腰背筋膜炎，髂腰韧带炎，骶髂关节韧带炎，椎间盘膨突、突出，椎间隙改变，椎间孔狭窄，坐骨神经痛，中老年腰腿痛，椎结核及劳损等，治疗过程大同小异。

一、病因

①日常生活中的跌打损伤。②运动或劳动中精神不集中，姿势不正确而扭伤。③外力损伤与撞击、跌伤、坠落与肩着重物超过自己体能所

能承受的能力而扭伤。造成筋骨错位，又未采用正确的手法复位治疗而成病变。

二、病变与危害

筋骨扭错，未及时采取正确手法复位治疗，筋骨在错误位置产生对神经系统的压迫，造成疼痛与病变，如压迫坐骨神经，就会导致坐骨神经疼痛，产生病变，危害腿的运动机能，从腰椎发出另有闭孔神经、股深神经与股浅神经，压迫了哪条神经，哪条神经疼痛与病变，病灶发展到腿，腿部疼痛，影响腿部运动。

另外，扭伤出现深层瘀血，导致营气虚弱、卫气不固而不能固表，风、寒、湿邪乘虚而入，形成挛缩病灶，造成肌肉挛缩，加重对病灶范围内神经的压迫，影响有形气血的荣养作用、经络气血的气化与抵御外邪作用，或邪窜经络入脏腑，危及肝肾功能，"肝肾同源"，同为先天之本，又参与后天之本的气血合成，日久不治，会发展为痹证范畴的强直性脊柱炎与中枢性类风湿，肝肾失调严重者可发为震颤（帕金森病），邪入脏腑，导致肝、肾、脾、胃、心、肺、脑髓等进一步的病变。

三、诊断

杨氏疗法的诊断方法有两种，一是血线检查法（同颈椎病检查法）；二是指压法，即是以双大指指腹指压棘突，哪节疼痛证明哪节有问题，然后通过症状反应，放射疼痛的不同部位与多年临床经验的手感判断病症，以确立正确的治法、治则。

四、治疗

腰椎病是陈旧性的伤科病变，与其他疾病一样，是一个复杂的治疗工程，要分阶段、分层次、分步骤指标地治疗。

第一阶段：松解筋骨，化瘀行血。①实施整体调整，施用脏腑推拿疗法以增强经络气血，调整肝肾气机与因病邪传入所影响的脏腑气血。②实施背部治疗手法，以松解挛缩。③点按肾俞、气海俞、腰阳关、八髎、环跳、承扶、殷门、委中、承山、太溪、昆仑穴，以行气血，化病灶。

第二阶段：养筋骨、排病邪。治疗手法同上，此阶段求得气血畅通、化解风、寒、湿邪痹，荣养筋骨，恢复筋骨机能，为下一阶段的复位做好准备工作。

第三阶段：拨正筋骨。在前两个阶段的基础上，风、寒、湿邪排除，筋骨恢复正常功能，可采用复位手法，解决病因——椎体与经筋的错位问题。疗法一般采用旋转复位法与拨正歪尖法，恢复位置。

1. 旋转复位法：以椎体右侧滑脱为例，患者左侧卧位，即左侧在下，右侧在上卧位，左腿屈曲，以起固定作用，右下肢伸直置于左屈曲腿上，全身放松，术者马步立于身后，左肘抵患者右肩前肩窝，右肘抵患者右臀部，左肘向后用力，右肘向前用力，两肘相反用力，使腰部旋转到一定程度，嘱患者放松，突然施巧力，听到咯噔响声后，复位成功。随后松解局部，以免产生不适感，点按经穴行气血，以免因复位造成轻微的血肿。因筋骨长期在错误位置，手法复位相当一次轻微扭伤，会出现轻微不适。实施旋转复位法以前，要诊断清楚椎体是向哪个方向滑脱，应向哪个方向旋转复位施术，如果诊断不明，实施旋转方向错误，反而会加重病情。另临床有的医师只知旋转复位法，而不明滑脱方向，采取左右旋转方法，等于加一又减一，没有达到治疗目的。

2. 拨正歪尖法：此法为疗法特色，须较强的内力运于指端，只作用扭错椎体，尤其简便实用，即对前、后、左、右滑脱的筋骨直接拨正。实施治疗拨正手法一定要根据前期的准备工作，也就是筋骨的功能恢复的程度而定，如果功能恢复得不好，不可强行施术，以免撕脱筋膜产生不良后果。

第三阶段要反复施术，直到筋骨稳定在正确的生理解剖位置止。施此术需有经验老师的指导、丰富的临床经验与较强的内功指力，所以平时需刻苦练习。

五、养护与预防

嘱患者在治疗期间一定回避风、寒、湿邪，复位后要注意保护，不要剧烈扭动腰部，不要负重物，不要睡软床，如有反复，立即治疗，以防病变。

六、病例

刘某，男，49岁，北京某建筑工地施工队长。某著名医院诊为椎间盘突出，动员手术，因见其同事患此症手术后症状加重，失去劳动能力，而坚决不手术。症见腰前侧倾，双手叉腰跛行，经查：腰4~5椎滑脱，椎间盘突出，经施疗法2个疗程痊愈。

七、体会

此类疾病日久不愈，多感受外邪，内伤脏腑气血，经施疗法，内调脏腑气血，化解痹邪，恢复筋骨机能与功能，手法整复椎骨，助突出回纳，此病才能彻底治愈。

第五节 强直性脊柱炎

强直性脊柱炎被现代医学列为疑难症，认为不可治，终身带病，没有特效药。师父认为应归为腰背痹范畴，是由腰椎病严重病变发展的痹症，较为难治，临床上视不同病情，一般需要十余个疗程左右时间的治疗。

一、成因

从临床总结讲，绝大多数是腰椎病严重病变所致，因邪入脏腑，严重影响了肝肾功能，肝肾同源，肝主筋，肾主骨，肝肾既是先天气血之源，又参与后天气血的生成与营养筋骨的作用，又因导致肾阴虚而生内热，患者自感身体燥热而不注意对风、寒、湿邪的回避，以致大量风、寒、湿邪乘虚而入，日久病变为痹。筋僵骨硬，生理前突消失而强直，椎体间骨生架桥，筋膜角质化，患者身体僵硬，严重运动障碍，疼痛难忍。此病属着痹，中医药物化痹，久治不愈发为尪痹。

二、诊断

椎体有陈旧伤科，筋骨僵直，椎体生理前突消失。

三、治疗

治疗此病有相当大的难度，需要一定的时间，据不同病情、年龄、体质，需 10~15 个疗程的治疗。治疗此病更是极为复杂的工程，需内外兼治，内调脏腑气血，外整筋骨，但与腰椎病治疗法则不同的是，不能先松筋骨，再重点调脏腑气血，因此病僵缩严重，不可能先松动筋骨，如上手松筋骨，会给病人造成相当大的痛苦和不良反应。治疗此病分为两个阶段。

第一阶段：内外手法兼施，以内调脏腑经络气血为主，尤以调肝肾气机为要，外施松解手法，由轻到重循序渐进，点按各部位重点经穴，这一阶段大概要 5~6 个疗程。

第二阶段：化解顽痹，恢复筋骨功能。继续内施调脏腑气血，重点转移到外施手法，要在病人能忍受的情况下，实施腰部、颈部、上肢、下肢部的松解，逐步加大患关节运动幅度，解除粘连与挛缩，配以点按各部经络的重点穴位。在此基础上，施以治疗腰椎病的复位手法，整复筋骨，此阶段大概要 5~6 个疗程。

四、病例

任某，男，43 岁，东北电力职工，初期腰痛，经多年治疗效果不理想，而且疼痛加重，椎体僵直，体形改变。来北京著名医院求治，诊为强直性脊柱炎。主诉：腰椎疼痛 20 多年，现行动受限。症见腰椎强直，身体不能转侧。施以疗法，内调脏腑气血，松解筋骨，祛寒邪，后经疗法整复筋骨，8 个疗程痊愈，疼痛全消，转侧自如。

五、体会

强直性脊柱炎，中医称为脊痹。是感受大量寒邪所致，采用单纯的服药和推拿治疗方法对中前期未发生严重病变者可有缓解疼痛症状的作用，但对于中后期严重病变者均不能取得满意的治疗效果。只有内调脏腑气血，荣养筋骨，恢复脏腑筋骨功能，再施手法整复筋骨，此病才得治愈。

第六节　股骨头坏死

股骨头坏死，现代医学的常规治疗是以药物缓解疼痛症状，病变发展到最后阶段，施以更换人工股骨头的手术。临床中医内科，通过服药，能缓解疼痛症状，但不能痊愈。有些中医推拿师，用手法单纯治疗局部，只是短暂的缓解疼痛症状，也不能痊愈。股骨头坏死乃多种原因引起的综合性疾病，属中医骨蒸范畴，必须采取综合性的治疗法则与方法。

一、成因

股骨头坏死临床上分继发性与药源性两类，药源性是因临床上对炎症、痛症疾病大量使用激素类药物所致，继发性股骨头坏死是股骨伤科疾病治疗不当，病变而成，临床药源性为多见。

二、治疗

治则：行血化瘀、除蒸化痹、生骨润肌。

治法：

1. 施以杨氏脏腑疗法整体调整，内外兼治，以行血化瘀、行气化痹、除蒸。外施手法：松解筋骨，化解病灶，行血止痛，恢复筋骨功能。点按巨骨、五枢、维包、提脱、急脉、足五里、维道、阴廉、府舍、环跳、冲门、承扶、殷门、委中、承山、昆仑、太溪穴，行气血，化解病灶，荣养筋骨，促进机体对坏死组织的吸收，激发肌体、骨骼的再生功能，这一过程 2~4 个疗程即可收到满意的治疗效果。

2. 向患者科学地解释气功疗法，如果患者能在治疗过程中科学地习练气功，配合治疗，康复的效果会更好。

三、病例

李某，男，60 岁，东北某厂厂长，经著名医院诊断为股骨头坏死，建议其手术更换人工股骨头。但其闻知更换股骨头的不良反应，坚决不手术。后来我诊所求医，经杨氏点穴疗法 2 个疗程的治疗与结合修炼医疗内功获痊愈。

四、体会

西医对股骨头坏死症不仅没有良药可治，而且股骨头坏死症中就有药源性之说，中医认识到此症是因肝肾气机失调所致。临床多因：①患者曾有伤科；②肝肾气机的严重失调；③风、寒、湿邪大量的外侵。三种病因杂至，痹久为蒸，交错而发。所以，要治此症必须恰到好处地解决上述三种发病因素，也就是说先调气血，次祛湿寒之痹、热蒸之毒，恢复人体再生能力，整复筋骨，此病得以康复。

第七节　老年腰腿痛

老年腰腿痛是老年人常见病，发病率占老年人群的85%，发病多见于有从事体力劳动与体育运动史的人群，或生活在东北高寒与江南水乡的人，临床表现有腰腿疼痛，行动受限，不能下蹲，下蹲后站起困难。

一、成因

一种是腰部伤科病的传变，患者年轻时腰部伤科如腰椎扭伤或腰肌扭伤，症状表现为腰痛，因没有及时采取正确的手法复位治疗，日久形成病变，最后病变到腰部痛，腿痛。这种病痛患者往往多有形体病变，腰前倾或侧弯，腿部弯曲或缩短，多发于坐骨神经与腓深神经部位疼痛。

另一种是直接腿部、髋关节、膝关节、踝关节筋骨伤科疾患，未及时采取正确的手法复位治疗，日久形成病变，因瘀血，造成营气虚弱，卫气卫表不固，风、寒、湿三邪乘虚而入，留着于关节，邪窜经络，发为着痹或行痹，肢体疼痛变形。

再一种是上述两种病因并存而发。

二、诊断

伤科后遗症，因生活经历坎坷，情绪影响肝肾气机，郁结气血，营气虚弱、卫气不固，风、寒、湿邪乘虚而入，发为着痹，脉弦、紧、迟、涩。

三、治疗

治则：分别为行气血，除邪痹，正筋骨。

治法：

①为腰部伤科病变，所以同腰椎病治疗方法（略），腰部伤科治好了，腿部症状自然消失。

②是因髋关节、膝关节或踝关节筋骨扭伤，未及时采用正确的复位手法治疗，形成瘀血，造成营气虚弱，卫气不固，而风、寒、湿邪乘虚而入。治疗此症一般只要 1 ~ 2 个疗程。采用杨氏疗法整体调整以强气血、祛邪痹、解郁涩，对局部关节筋骨手法松解。

第一阶段：前 10 天，实施杨氏疗法，整体调整，内调脏腑，解郁结，行气血，养筋骨，化病灶，祛痹邪，另重点松解作用膝关节，实施点按梁丘、阴陵泉、委中、委阳、膝眼、三里、承山、昆仑、太溪穴，运踝关节，舒趾缝。

第二阶段：中 10 天，在第一阶段治疗方案的基础上加运动膝关节各种手法，以恢复筋骨功能。

第三阶段：后 10 天，在前两个阶段的基础上，开始整复筋骨。经两个疗程治疗，患者肿痛全无，腿伸直，下蹲自如，结束治疗。

四、病例

王某，女，56 岁，右膝关节炎，经多家医院多名专家诊治不愈，主诉：青年时期下乡劳动，曾在田埂跌倒，膝部红肿疼痛，服用消炎止痛药休息半个月好转，后时有反复，吃点药就不痛。40 岁以后，疼痛加重，吃药效果不明显，每遇天气变化或情绪不好症状加重，膝关节僵硬弯曲成 150 度，不能伸直，不能弯曲下蹲，行走跛行，日常生活不便，尤其在上厕所时十分痛苦。施以疗法 1 个疗程痊愈。

五、体会

老年腰腿痛疾患，绝大多数因腰、腿伤科病因。随着年龄的增长体质下降，肝肾气机失调，又因日常生活中受风、寒、湿邪侵袭，形成病变所致，所以此症绝非止痛、消炎药所能治愈的。中医推拿治疗也属一项复杂的工程：①须内调脏腑气血，以恢复肝主筋、肾主骨之功能；②疏通气血，化解湿寒；③整复筋骨。三因皆除，才能治愈。

第八节 痿 证

痿证，是指肢体筋脉弛缓萎缩，手足萎软无力，不能随意运动的疾患。临床的下肢萎软为多见，故有"痿躄"之称，本病的主要病因为"肺热叶焦"，肺燥不能输精于五脏，遂出现五脏所主不同的"痿躄"症状，如皮痿、脉痿、筋痿、骨痿、面痿、肉痿。临床上，久病则皮、筋、脉、骨、肉均痿，不易分清，最后均是肌肉严重萎缩。现代医学中，凡运动神经系统或肌肉损害引起的瘫痪，如多发性神经炎、脊髓炎、进行性肌萎缩、重症肌无力、周期性瘫痪、肌营养不良症、癔症性瘫痪和中枢系统感染后遗留肢体功能障碍等都属于痿证。

一、病因病机

引起痿证的病因很多，有外感与内伤温热邪毒。久居湿地而致病的属于外感，脾胃虚弱和肝肾亏损而致病的属于内伤，外感日久也会影响脏腑功能。临床痿症分为肺热伤津、湿热阻滞、脾胃虚弱、脾肾亏虚四种类型，临床多见肺热伤津与肝肾亏虚。分述如下：

1. 肺热伤津：温邪犯肺或病后邪热未清，肺受热灼，津液受伤，无以传输于四肢百骸，筋骨经脉失于濡养而发。

2. 肝肾亏虚：久病体虚，元气败伤，或久患遗精、滑精、房事不节，经血亏损，肝主筋，筋伤则四肢不用，筋脉拘挛；肾藏精，精血相生，精虚致血不能溉四末，不能濡养筋骨而发。

二、诊断分析

痿证的辨证，首先要分清虚实，凡温邪初起，邪热未退，肺热筋伤和湿热浸淫，多属实证，宜清热滋燥或清利湿热为法。由脾胃虚弱，脾肾亏虚者属虚证，宜益气养脾，滋养肝肾。

1. 肺热伤津：多在温热病中，病后突然肢体萎软不用。出现心烦口渴，咳呛咽燥，大便干，小便黄少，舌质红，苔黄，脉细数，腹诊见上腹病灶。

2. 肝肾亏损：症见起病缓慢，肢体软弱无力，或下肢不用，肌肉消瘦，腰膝酸软，兼有头晕目眩、遗精早泄、遗尿等症，舌红绛，脉细数，腹诊见小腹病灶。

三、治疗

（一）治则

1. 肺热伤津：清热润燥，益脾养肺。
2. 肝肾亏虚：补益肝肾，滋阴清热。

（二）治法

1. 体现中医整体观，施以疗法整体调整的治疗手法。疏通相关脏腑经络气血，增强三焦气化作用，化解病灶，恢复相关脏腑正常功能与机能。上焦以化津，中焦以化血，下焦以培元。结合按摩四肢与点按四肢穴位，痿证非此法则不效。

2. 突出辨证施治。

①肺热伤津：施以清散之手法，胸部重手法舒肋，并重点作用于中府、云门、太阳、缺盆、足三里、气户穴。

②肝肾亏虚：施以补益手法，并重点作用于章门、中脘、关元、脾俞、肝俞、肾俞、长强、命门、神阙、膻中、大包、云门、中府、肺俞、三焦俞、胃俞、足三里、神门、丰隆、水泉穴。

四、病例

女，37岁，大肉陷下，四肢萎轻无力，精神萎靡，咳呛。口述：25岁时患胃炎，服药时好时病，迁延不愈后出现呛咳，又被诊为肺炎，服药时好时病，身体日渐消瘦，后被某结核病院收治为特殊病例，医治无效。经人介绍来诊，诊为痿证，属肝肾失调型为主，其他类型病因兼有之。治以补益肝肾，清肺健脾，滋阴清热。施以杨氏脏腑经络点穴推拿疗法，整体调治，并突出辨证施治，3 个疗程，体重增加 7.5 kg，症状消失，生活自理。

五、体会

痿证不管是哪种类型，都相互关联，不可截然分开、独立认识，病因是复杂的，综合的，尤以肝肾气机失调为本病之关键。要认识，肝藏血、助行血、主筋；肾为水脏，元阴元阳为先天之本，如果肝肾气机正常，不会有什么肺热伤津、湿热阻滞、脾胃虚弱。总之此症为三焦气化失调症，治疗一定采取综合协调效果才明显。

疾病发展为痿证，绝非一种类型因素所发，均因多种类型因素互动而发，但是在临床一定要抓主要矛盾，分步骤、分层次治疗。治疗要注意内、外结合。

治内：一定注意对三焦病灶、三焦气化作用的调治，即是通过对三焦病灶的化解，达到上焦以化津，中焦以化血，下焦以培元。

治外：针对患者体表躯干、四肢施以点穴与推拿治疗手法以助筋骨得以气血荣养，机能、功能得复，方能治愈此症。

第九节　痛风症

痛风症现代医学又称无名肿痛，病因不明，无特效药可治。

一、病因病机

内因肝肾气机失调，外因寒湿内侵，阴虚寒极，生湿热，转而为毒邪，所以以湿热流注关节疼痛为主症。

二、辨证分析

症状表现多见单个或多个关节红肿，疼痛难忍，常与糖尿病并发。脉沉细弦紧，舌红，少苔。应以行气化湿、滋阴清毒为治则，重调肝肾为治法。气血虚弱故脉沉细，肝郁气滞故脉弦，痛甚故脉紧。

三、治疗

（一）治则

滋阴益气，祛湿清毒。

（二）治法

1. 体现中医整体观，施以疗法整体调整的治疗方法，疏通相关脏腑经络气血，增强三焦气化作用，化解病灶，恢复相关脏腑正常功能与机能。

2. 突出辨证施治。施以补益之手法，并重点作用于关元、中极、梁门、天枢、肾俞、风市、阴陵泉及阿是穴，视不同的病情、病程、体质，一般需 2~6 个疗程即可治愈，有效率 100%，治愈率 90% 以上。

四、病例

王某，男，49 岁，痛风 7 年，初发次数少，疼痛症状轻，后愈频发疼痛愈甚，自称发作时生不如死，脉沉细弦，舌红少苔，施以杨氏脏腑经络点穴疗法 3 个疗程，至今 3 年未复发。

五、体会

此病多因外感寒湿，日久又与肝郁气滞、阴虚化火有关，所以临床必以滋阴解郁、祛湿清热化毒为治则，并嘱患者提高修养，调整好情绪，适当节制性生活，既有利于康复，又可避免复发。

第十节　静脉炎（栓塞性坏死）

静脉炎现代医学又称栓塞性坏死，症状为患肢局部肿大、疼痛难忍。初期颜色红肿，后期色黑紫，行步困难，无特效药可治，最后只能做截肢手术处理。

一、病因病机

此病因寒湿日久、化火为毒所致，病理为肝肾气机失调，肝郁气滞，郁涩寒湿日久化火为毒，由血瘀转为血败之症，灼热疼痛，脉沉濡弦细，舌红，苔白腻。

二、辨证分析

病日久故脉沉，肝郁气滞故脉弦，寒湿凝聚故脉濡，气血虚弱故脉细，此为肝肾失调、郁涩寒湿、固凝血道，日久化火为毒血败之症，故灼热疼痛。

三、治疗

（一）治则

益气行血，清热排毒。

（二）治法

1. 体现中医整体观，施以疗法整体调整的治疗方法，疏通相关脏腑经络气血，增强三焦气化作用，化解病灶，恢复相关脏腑正常功能与机能。

2. 突出辨证施治，施以补益之手法，并重点作用于关元、中极、章门、气海、气冲、肺俞、肝俞、梁门、天枢、肾俞、风市、阴陵泉及阿是穴。视不同的病情、病程、体质，一般需 2~5 个疗程即可治愈，有效率 100%，治愈率 90% 以上。

四、病例

韩某，女，43 岁，症见双膝以下肿大，色黑紫，无行走能力，疼痛难忍。经著名医院诊为坏死性静脉炎，住院治疗未愈恶化，建议做双下肢截肢手术，脉沉弦细，舌红，苔白腻。经施以杨氏脏腑经络点穴疗法，3 个疗程，双膝关节以下完全消肿，肤色恢复正常，可拄拐杖行走，终止治疗，嘱其自行锻炼恢复双腿功能。

五、体会

施以杨氏脏腑经络点穴疗法调治此症多例，证实中医学对此种疾病的认识与治疗的科学性，有太多此症患者被截肢，给身体、精神、生活造成痛苦，我们希望救治更多的此类患者。

各 论

第一章 肢体经络病证

第二章　肺系病证

第一节　感　冒

中医称"伤风"，现代医学认为是由病毒或细菌感染引起的呼吸道炎症。一年四季均有发病。

一、病因病机

本病多因患者的情绪不好，纳差，体虚，郁久生热或正气虚弱，致风邪外袭，肺气失于宣降，据病情表现有风寒与风热之别，风热侵袭易传变，风寒日久亦可化热；另有流行性感冒，症状严重者中医称时疾疠气。

二、诊断分析

1. 风寒型：头痛、发热、无汗、恶寒、四肢酸痛、鼻塞流涕，舌红，苔薄白，脉浮紧，腹诊多见上腹病灶。

2. 风热型：头部胀痛，咽喉肿痛，咳吐黄痰，发热重，恶寒轻，汗少，口干，苔薄黄，脉浮数，腹诊多见痞硬病灶。

三、治疗

1. 治则　风寒型解表疏风，风热型解表清热。

2. 治法

（1）体现中医整体观，施以疗法整体调整的治疗手法，调整相关脏腑经络气血，增强三焦气化作用，化解病灶，恢复相关脏腑功能。

（2）突出辨证施治。①风寒型：施以温汗之手法，蘸65℃～85℃热水；②风热型：施以清散之手法，蘸45℃温水，既用水之热气又用其润滑，重搓大椎穴延脊至骶骨，反复搓至皮肤微红、椎体发热为度。

重手法点按大椎，风府，风池，肩井，手、足三里，合谷穴，如咳嗽加天突穴。治疗完15分钟汗出，需患者盖严被子，侧卧位发汗，汗透，精神好转，有饥饿感即愈，注意防风，此法效果快，无药物不良反应，且能提高自身免疫能力。经施手法治疗后，人们很少复发感冒。

四、病例

胡某，黑龙江患者，男，47岁，来北京出差，因患感冒病倒于酒店半月有余，口服或注射治疗感冒的药物，治疗效果都不理想。单位几次来电催促返回，患者因病不能成行。患者症见：恶寒，乏力，头痛，头晕，纳差，高热，舌红，苔薄白，脉浮紧，诊为风寒重症型感冒。施以手法治疗1次，第二天痊愈，症状全无。

五、体会

施以手法治疗感冒，一次即愈，诊断简便，治疗效果快，而且没有药物不良反应，不会产生药物依赖，反而会增强人体免疫能力，以绝所谓的细菌、病毒之生源，没有细菌、病毒之生存环境。

第二节 哮 喘

现代医学称支气管哮喘，一年四季均可发病，多因寒冷及气候急剧变化发病。另外，此病除过敏因素外，也与精神因素有关，情绪激动可诱发气喘。呼吸急促谓之喘，喉中有声谓之哮。中医认为，哮喘多与肺、脾、心、肾四脏相关联，并有多种类型。

一、病因病机

1. 外感风寒，邪气犯肺，或痰湿壅遏，肺失肃降，气不得舒而发，如遇情绪激动可加重。
2. 久病之后，素体质弱，肾气虚损，肾不纳气，多因劳累而发。
3. 职业环境，异味刺激，过敏而发。

二、诊断分析

1. 风寒实喘型：恶寒头痛，胸满喘咳，甚则汗出，鼻塞流涕，痰白稀薄，唇白肢冷，口不渴，喜热饮，苔白腻，脉浮。腹诊：上腹痞硬病灶。

2. 风热实喘型：胸胁胀痛，喘而烦热，痰稠口渴，大便燥结，小便色黄，舌质红，苔薄，脉数。腹诊：上腹虚软病灶。

3. 肺气虚喘型：言语无力，呼吸短促，怯寒自汗，肢倦神疲，舌淡，苔薄，脉弱。腹诊：下腹虚软病灶。

4. 肾阴虚喘型：面红烦躁，手足心热，喘咳咽痛，舌红，脉细数。腹诊：下腹虚软病灶。

5. 肾阳虚喘型：恶寒身冷，喘而浮肿，肢体倦怠，纳差，脉细微。腹诊：下腹痞硬病灶。

三、治疗

（一）治则

1. 风寒实喘型：宣肺、散寒、平喘。
2. 风热实喘型：泻肺、降火、平喘。
3. 肺气虚喘型：补脾、益气、平喘。
4. 肾阴虚喘型：滋阴、纳气、平喘。
5. 肾阳虚喘型：补肾、纳气、平喘。

（二）治法

1. 体现中医整体观，施以疗法整体调整的治疗手法，调整相关脏腑经络气血，增强三焦气化作用，化解病灶，恢复相关脏腑功能与机能。

2. 突出辨证施治。

①风寒实喘型：施以温散之手法，重点作用于风池、中府、云门穴。

②风热实喘型：施以清散之手法，重点作用于巨髎、风池、天突、合谷穴。

③肺气虚喘型：施以补益之手法，重点作用于肩井、合谷穴。

④肾阴虚喘型：施以滋阴补益之手法，重点作用于血海、大椎、阳关、天突、左肾俞。

⑤肾阳虚喘型：施以补益之手法，重点作用于血海、天突、右肾俞穴。

四、病例

刘某，男，49岁，1993年，11月底来诊。患哮喘病近二十年之久，服药、喷射支气管扩张剂只是缓解症状，每于深秋、初冬季节则发。就诊时哮鸣有音，劳累后加重，影响工作与生活。舌红、苔薄白、脉滑数。诊为风寒、阴虚兼症。经施以杨氏脏腑经络点穴疗法，3个疗程痊愈。

五、体会

脾为生痰之源，脾肾虚弱，气化无力而成痰。肺为储痰之器，宿痰伏于肺与呼吸道内而发为哮喘。此病需经2～3个疗程的治疗，第一疗程，重调三焦气化，尤以清上焦宿痰为重。第二疗程，要侧重健脾益肾，以绝生痰之源，无痰不作喘，此病愈矣。我们通过治疗此症认识到，治疗不仅要清内伏宿痰，而且要绝生痰之源，要达此目的就要有能力恢复肺、脾、心、肾的功能与机能，如四脏功能与机能得复，此症易治。

第三章　脾胃病证

第一节　脾胃病

中医脾胃病包括胃部的所有疾病，如急、慢性胃炎，食道贲门、幽门的疾病，均可能出现中医的胃脘痛、恶心、呕吐、反胃、嗜酸、嘈杂、痞满等症。现代医学认为：慢性胃炎系指胃黏膜非特异性炎症或食管等部位神经丛的变性，引起自主神经系统的功能失调，交感神经作用占优势，食管运动功能不协调而引发。

一、病因病机

中医认为，本病多因郁闷，气滞不舒，忧愁过度而气结痰凝；饮食不调，喜食生冷，嗜酒无度，过食辛辣、生冷、过热或带菌的饮食物；或着衣不慎，胃部受寒冷空气影响，刺激胃黏膜或神经系统。脾胃相为表里，脾主升，主运化，胃主降，主受纳。《景岳全书》曰："脾胃之伤于内者，惟思、忧、愤怒最为伤心，心伤则母子相关，而化源隔绝者为甚，此脾胃之于情感者转之饮食寒暑者为更多也。"说的是对于脾胃系统疾病，内、外因素，精神因素、不良情绪尤为重要。

二、诊断分析

脾胃病起病缓慢，早期轻微，不被重视，当环境、情绪与饮食习惯突变，脾胃不能适应会出现明显症状，如上腹不适、嗳气、反酸、恶心、呕吐、疼痛、食欲减退、消化不良，疼痛一般出现在上腹部偏左，范围较广，无局限性压痛。胃炎患者食后疼痛加重，嗳气后感舒适。久治不愈者转为慢性胃炎，影响脾胃后天造血机能，出现消瘦、面色萎暗、四肢无力。临床多分以下类型：

1. 肝气郁凝型：食物咽下嗝逆不顺，胃脘及胸中阻隔并感疼痛不舒，胸胁胀满，重则水谷不下，反流食物与痰涎，大便干燥，患者日渐消瘦，精神疲惫，苔腻，脉弦滑，腹诊多见上腹痞硬病灶。

2. 素食积滞，多因过饱而卧，食积而发，胸腹满，嗳腐吞酸或恶心，腹痛，体温升高，纳食无味或不思饮食，苔厚，脉涩，腹诊见上腹硬滞病灶。

3. 阴虚胃热，嘈杂不适，胃部有烧灼感，吞酸呕吐，吐物酸苦或夹有黄水，口干且苦，喜喝冷饮，大便秘结，小便短黄，舌质微红，苔薄黄或黄腻，脉洪数或弦数有力，或因肾阴亏虚引生内热淫于胃，或因多食甜热食物未伴食成味所致。

4. 脾肾阳虚：脘腹胀满，滞闷，喜按，得暖则舒或朝食暮吐，吐未消化食物，纳少或不思食，舌质淡，苔薄白而润，脉细数，腹诊见上腹水滞病灶。

5. 阳虚胃寒：胃脘寒闷不舒，腹痛绵绵。呕吐清水，遇冷则剧，喜热饮，大便溏泄，小便清长，舌淡，苔薄白，脉沉迟或沉紧，腹诊见上腹阴寒病灶。

三、治疗

（一）治则

1. 肝气郁凝：疏肝理气，豁痰健脾。
2. 宿积食滞：健脾消食。
3. 阴虚胃热：补益脾胃，清热和中。
4. 脾肾阳虚：振奋肾阳益脾和胃。
5. 阳虚胃寒：补益脾阳温中散寒。

（二）治法

1. 体现中医整体观，施以整体调整的治疗手法，调整相关脏腑经络气血，增强三焦气化作用，化解病灶，恢复相关脏腑功能与机能。

2. 突出辨证施治。

①肝气郁滞型：多用通散手法，重点作用于中府、云门、膈俞、肝

俞、肩井穴。

②宿食积滞型：采用通泻之法，重点作用于巨阙、中脘、足三里穴。

③阴虚胃热型：采用清热补虚手法，重点作用于关元、章门、中极、左肾俞、膈俞穴。

④脾肾阳虚型：采用温补手法，重点作用于关元、中极、中脘、右肾俞、足三里穴。

⑤阳虚胃寒型：采用温中、和胃手法，重点作用于巨阙、神阙、足三里穴。

四、病例

姚某，女，36 岁，形体消瘦，面色萎暗，瘀斑，胃痛，纳差。西医诊为浅表性胃炎，服药多年不愈。舌绛，苔腻，脉弦滑，诊为肝郁气滞型胃炎，经施以杨氏脏腑经络点穴疗法 2 个疗程，痊愈，食欲增加，面色红润，体重增加 2.5kg。

五、体会

多数脾胃病 1 个疗程即可治愈，重要的是需要患者的配合、养护以防复发：①要调整好情绪；②不要暴食或食后即卧；③节制性生活以养阴育阳，少食肥甘、甜热之物及生猛海鲜生冷之品，注意气候的变化与饮食卫生。

第二节　胃溃疡

胃与十二指肠溃疡病同属中医脾胃病范畴，是一种常见慢性病，多见于壮年或中年人，病情延绵，易反复发作，溃疡多发于胃酸分泌的接触部位，如胃小弯或十二指肠球部。

一、病因病机

中医认为本病多因肝胃不和，肝气郁滞，而令脾胃虚弱，或饮食不节，或房事劳倦过度，影响脾胃功能，气血虚弱，发展为气滞血瘀，易引自然界风、寒、湿、热乘虚犯脾，形成病灶，障碍脾胃气机升降与运化而病变，发为溃疡。溃疡疼痛发作因溃疡发生部位不同而有不同临床表现：胃溃疡一般进食时疼痛，然后缓解；十二指肠溃疡空腹疼痛，进食后缓解。

二、诊断分析

1. 脾肾虚弱：胃痛绵绵，喜按，纳差，得食疼痛，胸闷胀，喜热饮，吐酸或清水，面色苍白，舌淡，苔薄白，脉沉弱，若脾胃阳虚虚寒，更有手足冷、大便溏稀、小便清长、出冷汗，脉沉迟，腹诊见上腹绵软病灶。

2. 肝郁化热：胃痛急，游走刺痛，拒按，口苦，呕吐，嗳酸，呃逆，面赤口干，胸脘痞满，大便燥结，舌红苔黄，脉弦数，腹诊见上腹胀满病灶。

三、治疗

1. 治则

脾肾虚弱型：壮水培土益气。

肝郁化热型：疏肝理气，清热降逆。

2. 治法

（1）体现中医整体观，施以疗法整体调整的治疗手法，调整相关脏腑经络气血，增强三焦气化作用，化解病灶。恢复相关脏腑功能与机能。

（2）突出辨证施治。此病要重点补益脾、肝、肾的气机功能。

①脾肾虚热型：施以补益手法，重点作用于巨阙、幽门、中脘、气海、神阙、关元、中极、脾俞、胃俞、右肾俞、足三里穴。

②肝郁化热型：侧重脾、肝、胃的经络气血的功能，以多用清、通、合法，重点作用于左章门、梁门、天枢、三里、三阴交、上巨虚、肝俞、脾俞、胃俞穴。

四、病例

李某，男，40岁，自述患病4年，服用药物多年不愈，症见：胃痛绵绵，纳差，胸闷腹胀，舌淡，苔薄白，脉沉弱，腹诊见上腹绵软病灶。经施杨氏脏腑经络点穴疗法 2 个疗程痊愈，症状全无。

五、体会

此病实质多为阳虚，气化湿邪无力，又遇热邪所致，通过实施疗法调整经络气血，恢复相关脏腑功能与机能，湿热得化，此病得复。视不同病情，一般 1~2 个疗程即可治愈。此症愈后一定注意饮食规律与食物的调整，注意健脾益肾，使湿热不得生，虚热、阳虚不得成。

第三节　胃下垂（附肾下垂）

胃下垂同属中医脾胃病范畴，只因病情特殊，在此独述，胃下垂是指胃的全部（大弯和小弯）下垂至不正常的位置，本病多由腹壁的弛张发生变化，腹壁脂肪缺乏和肌肉松弛，腹压减低所引起，因某种原因，经常压迫胸部和上腹部，体质素肥骤瘦，或多产妇女易发本病。

一、病因病机

本病多由脾胃虚热、中气下陷所致，因脾胃为中气之本，因脾主升，胃主降，脾虚，中气升举无力，因而发生下坠。此外，饮食不节，暴饮暴食，运动震动过剧、过长或产后气血亏损，或劳事过度，元气受损，影响中气升举，胃张力机能衰退，以至胃腑日渐下垂。司机与体质虚弱妇女此病多发。

二、诊断分析

患者多见消瘦，乏力，纳差，胸脘胀满不舒，食后更甚，尤以右侧少腹为甚，觉有物下坠感，腹部触诊较软，喜按，脐下有振水声。另，患者常现呕吐，嗳气，平卧症状减轻，大便秘结，患者日久四肢无力，夜寐不安，怕冷或头晕，面色无华，口苦咽干，小弯弧线低于髂链峰连线，腹诊见胃腑下移、脐下振水病灶。

三、治疗

1. 治则：壮肾培元，健脾和胃，升举中气。

2. 治法

（1）体现中医整体观，施以疗法整体调整的治疗手法，调整相关脏腑经络气血，增强三焦气化作用，化解病灶，恢复相关脏腑功能与机能。

（2）突出辨证施治。施以补益手法于太阴、厥阴、少阴，并重点作用于巨阙、幽门、梁门、上脘、中脘、大包、气海、关元、中极、归来、足三里、地机、涌泉、神阙、天枢、太溪穴；纳差者加点腹哀、大包、中脘穴，便秘者重点点按天枢、太溪穴，腹泻者补好神阙穴，腹胀者选梁门、天枢穴。

四、病例

通州区患者，男，56 岁，形体消瘦，乏力，纳差，胸脘胀满，食后有下坠感，呕吐，嗳气，面色无华，口苦咽干，舌淡，苔白，脉沉缓。经施杨氏脏腑经络点穴疗法 2 个疗程，附加以修炼医疗内功痊愈。

五、体会

此病视不同病情，一般 2 ~ 3 个疗程即愈，俗语讲，疾病是三分治七分养，所以患者配合保养很重要，要求患者做到：起居保持规律，少食多餐，忌食生冷与刺激性或不易消化食物，注意舒畅情志，节制房事，以养肾培元、健脾育阳，升举中气。

肾下垂疾病与胃下垂同理、同法，不再赘述。

第四节 便 秘

便秘症以中老年人为多发。肠内容物在肠内蠕动缓慢，滞涩，排便困难，称为便秘。此病发病因素复杂，而且病患不仅仅是排大便艰难痛苦，而且能引起脏腑气血失调，引发它病。杨氏脏腑经络点穴疗法，对此病有独特的疗效。

一、病因病机

从临床实践可得出 5 种原因。

1. 燥热便秘：多因过食辛辣、厚味与恣饮酒浆，胃肠津伤燥热，大便燥结。

2. 气滞便秘：忧思苦闷，气机郁结滞涩不畅，肠液气化不利，肠失传导而发。

3. 虚秘：老年人，虚弱之人，妇女产后出血或气血未复，阴血亏耗，津血同源，津枯则肠液干燥，气虚不运，不能传送而发，大便迟涩排艰。

4. 冷秘：经云"冷秘者，寒冷之气，横于肠胃，凝阴困结，阳气不行，津液不通"，说的是浊阴凝聚，阳气郁闭，影响津液分泌，导致秘结。

5. 凝秘：尾椎病灶便秘：伤科疾患与筋骨、脏腑、经络、气血均有密切联系，伤科病变日久均要传变于筋骨、脏腑、经络、气血，会对病灶所涉及部位的器官产生凝滞困结作用，出现病理变化而便秘。

以上5种因素导致了西医实证医学的症状，如排便动力缺乏（如膈肌、腹肌、提肛肌与肠平滑肌衰弱），肠道刺激不足，肠黏膜应激力减弱，神经精神因素，肠内容物运动受阻等。中医学论的是"因"，西医学论的是"果"，"因"解决了，"果"当然会变化的。

二、诊断分析

1. 燥热便秘：症见口臭，溺赤，头昏咽干，苔黄，脉滑实，腹诊见小腹病灶。

2. 气滞便秘：症见头痛不寐，周身不适，胸胁或腹中胀满，嗳气频作，脉弦涩，腹诊见满硬病灶。

3. 虚秘：症见头晕咽干，精神萎靡，形瘦唇白，便后乏力，气短汗出，舌多中剥，质见淡红，脉细涩或虚软无力，腹诊多见上硬下软病灶。

4. 冷秘：轻度腹痛，遇温则减，按之则舒，舌苔白滑，脉沉迟，腹诊多见冷硬病灶。

5. 凝秘：尾椎伤科，周围僵硬，接触疼痛，性欲低下，舌绛，苔白滑，脉沉迟，腹诊见尾椎病灶。

三、治疗

（一）治则

1. 燥热便秘：清润泻下通便。
2. 气滞便秘：行气导滞通便。
3. 虚秘：补虚养阴润燥通便。
4. 冷秘：温通开结通便。
5. 凝秘：行血解凝通便。

（二）治法

1. 体现中医整体观，施以疗法整体调整的治疗手法，疏通相关脏腑经络气血，增强三焦气化作用，化解病灶，恢复相关脏腑正常功能与机能。

2. 突出辨证施治，不同病因，不同侧重手法。

①燥热便秘：施以清泻之手法，并重点作用于肩井、梁门、天枢、巨虚、太溪穴。

②气滞便秘：施以通下之手法，重点作用于大椎、气海、章门、期门穴。

③虚秘：施以补益之手法，并重点作用于关元、中脘、肾俞、脾俞、神阙、涌泉穴。

④冷秘：施以温通之手法，并重点作用于中极、曲骨、冲门、气冲、阳陵泉穴。

⑤凝秘：施以通散之手法，并重点作用于八髎、大肠俞、长强、会阴、百会、五枢穴。

四、病例

某银行职员，女，36 岁，1985 年出现便秘，经几家著名医院治疗不愈，开始靠服用药物排便，日久药物失去作用，1993 年排便只能靠人工，十分痛苦，性欲低下，家庭几近破裂。症见：面色晦暗，精神憔悴，满脸褐斑，消瘦，纳差，性欲低下，便秘。经施以杨氏脏腑经络点穴推拿疗法，2个疗程治疗，排便正常，褐斑全消，体重增加 5.7kg，性欲恢复，家庭和睦如初。

五、体会

由上得知，便秘是因不同病因，使参与排便系统的组织器官和机能不能正常发挥而致。正确的治疗是解决病因，使参与排便系统的组织器官发挥自己的正常机能，而不是借助药物的暂时刺激。药物的暂时刺激往往会使机体形成对药物的依赖，组织器官的机能会消失，最后药物的作用也没有了。所以，点穴推拿疗法，既解除病因，又恢复了排便系统组织器官的机能，使患者恢复了自身的排便能力，便秘愈矣。

第五节　腹泻（泄泻）

腹泻是指大便次数增多，每日大便次数几次到几十次，粪质稀薄如水样。本病多见于小儿，一年四季均有发生，以夏秋季较为常见，今年有现代医学不能认识、治疗不理想的日便几十次的"怪症"报道。临床有急性发作主实症、慢性发作主虚证之别。

我国最早的医学著作《黄帝内经》称之为泻。如有"濡泄""洞泄""飧泄""注泄""利泄"等多种称谓。汉唐方书称为"下利"，宋后称"泄泻"，现代医学称腹泻，胃、肠炎，急慢性肠炎，肠功能紊乱，肠结核等，可参照本病辨治。

一、病因

1. 饮食所伤：饮食过量，长期夜食不化而卧，宿食停滞，或恣食肥甘，过食生冷，误食不清之品，均可损伤脾胃，使运化失司、升降失调而发。

2. 脾胃虚弱：脾主运化，胃主受纳，若长期饮食不节，劳倦内伤，久病缠绵，可致脾胃虚弱，影响腐熟水谷与运化精微，水谷停滞，清浊不分，混杂而下而发腹泻。脾主升清，胃主降浊，若脾阳不振，升运无力，脾不升举，反而下陷，亦可引发。脾虚致泄，泄泻伤脾，形成恶性循环，使泄泻难愈，最终而产生虚劳、虚脱。

3. 情志所伤：脾气素虚，湿气停滞，原因情志过激，忧思恼怒，肝气横逆，乘脾犯胃，脾胃受制，运化失司而发。肝郁日久，疏泄不及，脾胃失和，可长期泄泻，且每因情志过激而加重。

4. 感受外邪："无湿不成泄"。脾胃素虚，感受六淫之邪，经口直入胃肠而发泄泻，如寒、湿、暑、热，尤以湿邪感发而常见。因脾喜燥而恶湿，故湿邪困脾，脾失健运，水谷夹杂而下。

5. 肾阳虚衰：房劳过度，久病或年老体衰，损伤肾阳，肾阳虚损，则命门之火不能温煦脾土，脾虚不能腐熟水谷，相引而发。

二、辨证分析

本病临床要与痢疾相鉴别。本病以大便次数增多、便质稀薄甚至如水样或水谷不化为特征，但无大便不爽、脓血，亦无里急后重、高热、恶寒等症。本病亦有虚实之分，有外感史，病程短，胀满，拒按者为实。病程长，起病慢，下利清冷，面色萎黄，喜按者为虚。

1. 饮食所伤：腹痛肠鸣，泻下粪便臭如败卵，夹有不消化食物，泻后痛减，脘腹痞满，嗳腐吞酸，不思饮食，舌苔垢浊，脉滑。

2. 脾胃虚弱：水谷不化，时溏时泄，进食油腻或劳累后大便次数增多，不见饮食，食后脘腹胀闷不舒，面色萎黄，神疲倦怠，舌淡，苔白，脉滑细。

3. 肝气乘脾：胸胁痞满，嗳气食少，每因郁怒或情绪紧张即腹痛、腹泻，泻后痛减，舌淡，脉弦。

4. 外感淫邪：

①暑湿：夏季多发，泄泻腹痛，泻下急迫而不爽，粪色黄褐而臭，肛门灼热，胸闷脘痞，烦热口渴，小便短赤，舌苔黄腻，脉滑数或濡数。

②寒湿：凉肚，泄泻清稀，甚至水样，腹痛肠鸣，脘闷食少，兼恶寒发热，头痛鼻塞，肢体疼痛，苔白或腻，脉浮滑。

5. 肾阳虚衰：黎明泄，脐腹作痛，肠鸣，即泄泻后即安，或损及脾阳，脾肾阳虚，发而泄泻不止，形寒肢冷，腰膝酸软，舌淡苔白，脉沉细。

三、治疗

（一）治则

1. 饮食所伤：消食化积，利水止泄。
2. 脾胃虚弱：补益脾胃，和中止泄。
3. 肝气乘脾：疏肝理气，和脾止泄。
4. 外感淫邪：和中祛邪，利湿止泄。
5. 肾阳虚衰：温补肾阳，升阳止泄。

（二）治法

1. 体现中医整体观，施以疗法整体调整的治疗手法，疏通相关脏腑经络气血，增强三焦气化作用，化解病灶，恢复相关脏腑正常功能与机能。

2. 突出辨证施治。

①饮食所伤：施以消散之手法，并重点作用于膈俞、三里、内关、建里、中脘穴。

②脾胃虚弱：施以和补之手法，并重点作用于脾俞、胃俞、中脘、建里、足三里穴。

③肝气乘脾：施以疏泻之手法，并重点作用于肝俞、太冲、期门、章门穴。

④外感淫邪：暑湿者施以消散之手法，并重点作用于建里、足三里、期门穴。寒湿者施以温散之手法，并重点作用于中脘、足三里、关元、中极穴。

⑤肾阳虚衰：施以补益之手法，并重点作用于命门、肾俞、腰阳关穴。

四、病例

李某，男，31岁，河北人，业务员，患慢性腹泻6个月，身体消瘦，走路需人搀扶，言语无力，日便几十次，便如水样，面色萎黄，舌淡苔白，脉沉细，诊为脾肾阳虚。施以治法，一次后日便7次，二次后日便 5 次，三次后日便 4 次，1 个疗程后，日便 2～3 次，走路不用人搀扶，有饥饿感。第二个疗程后，日便 1～3 次。第三个疗程日便 1 次，大便成形，痊愈上班。

五、体会

如急性腹泻日便 2～3 次，腹部无剧烈疼痛，无高热、恶寒，便后得舒神爽，乃是人们日常生活中身体自行调整的一种正常生理现象，人们不必急于治疗，如有上述症状并连续发作两天以上，就一定要重视治疗了，尤其对日便十几次以上、日久不愈患者，一定求治中医，中医学对此症有较清楚认识，实践证明对此症疗效较好。

第四章　心脑病证

第一节　高血压

高血压病，是以动脉血压升高为主要表现的疾患。高血压可分原发性与继发性两种，后者是由其他疾病如肾脏、内分泌、颅内病变引起的一种症状，前者称高血压病，是一种全身性心血管疾病，属于中医的"头痛""眩晕""惊悸""不寐"等范畴，并与"心悸""胸痹""中风"等有一定联系。

一、病因病机

高血压是由于高级神经活动障碍而引起的血管舒张收缩机能失调所致，精神因素为重要的诱发因素，在高级神经活动失调后，垂体、肾上腺皮质系统的紊乱也是使血压升高的附加因素，由于全身小动脉持久痛痹，各器官缺血，尤其是肾脏缺血，引起一系列体液变化以及小动脉硬化等因素，可使血压恒定增高。中医认为本病多是由于七情过激、虚损，饮食失节等因素，肝、肾阴阳气机失调，痰湿壅盛，发病过程由实转虚，初期多为阳亢，继而阴虚阳亢，再而阴虚，最后阴阳两虚，肝有风火，可因肝火上亢，风火相扇，出现中风闭证；亦可因阴阳俱虚，虚风内动而出现脱证。又肝阳偏亢，往往夹痰湿上旋，即所谓"无痰不作眩"，可引发痰湿壅盛的症状。

二、诊断分析

本病血压多在 140/90mmHg 之上，多伴有眩晕、头痛、心慌、失眠等症状，分型论述如下。

1. 阴虚阳亢型：症见头晕眼花，头重脚轻，肢体麻木，两手抖动，烦躁易怒，耳鸣，舌质红，苔薄白，脉弦细，腹诊见上腹病灶。

2. 肝火炽热型：症见眩晕目赤，头痛头胀，口干舌燥，大便秘结，恶热，舌苔黄，脉弦数有力，腹诊见全腹满硬病灶。

3. 痰湿壅阻型：症见心悸眩晕，胸脘痞闷，恶心呕吐，肢体麻重，动作不灵活，舌苔厚腻，脉弦滑，腹诊见肋下病灶。

4. 肝肾阴虚型：症见头晕眼花，耳鸣，腰酸腿软，足跟痛，夜尿频，舌质红，舌无苔，脉沉细，尺脉弱，腹诊见小腹病灶。

5. 阴阳两虚型：症见腰酸膝软，足跟痛，夜尿频，头晕眼花，怕冷，肢凉，心悸气短，胸口憋闷或有阳痿，早泄，腹泻，舌质淡或红，苔净，脉结代，尺脉弱，腹诊见脐上动气病灶。

三、治疗

（一）治则

1. 阴虚阳亢型：调理肝肾，育阴潜阳。
2. 肝火炽热型：调理肝胆，滋阴清热。
3. 痰湿壅阻型：调理肝脾，祛痰利湿。
4. 肝肾阴虚型：调理肝肾，益气滋阴。
5. 阴阳两虚型：调理肝肾，滋阴补阳。

（二）治法

1. 体现中医整体观，施以疗法整体调整的治疗手法，调整相关脏腑经络气血，增强三焦气化作用，化解病灶，恢复相关脏腑功能与机能。

2. 突出辨证施治。调整好相关脏腑经络，实施相关手法。

①阴虚阳亢型：实施补益、泻之手法，重点作用于大包、中脘、血海、绝骨、四神聪穴。

②肝火炽热型：施以清、泻之手法，重点作用于章门、阴陵泉、涌泉、百会穴。

③痰湿壅阻型：施以清、泻之手法，重点作用于大包、中脘、内关、外关、膻中穴。

④肝肾阳虚型：施以补益手法，重点作用于阳陵泉、中脘、关元、肝俞、肾俞、涌泉、昆仑、太溪、地机、三阴交、劳宫、血海穴。

⑤阴阳两虚型：施以补益手法，重点作用于左肾俞、右肾俞、命门、神阙、气海、血海、阴陵泉、阳陵泉、涌泉、足三里穴。

四、病例

金某，女，40多岁，头晕，眼花，耳鸣，腰酸腿软，夜尿频，舌红，无苔，脉沉细，少腹虚软病灶，患高血压近20年，血压190/110mmHg，伴有糖尿病，多家著名医院求治不愈，来诊前靠服药稳定血压。经施以杨氏脏腑经络点穴疗法，治疗3个疗程，施手法1周停药，愈后血压稳定在130/80mmHg左右，至今未见反复。

五、体会

此病症一般据不同病情1～3个疗程即可治愈，但患者的配合很重要，所以，要求患者知道自己的病因后，要注意调整好自己的情绪，饮食有节，房事有度，加强锻炼，注意气候的变化，尤其在寒冷天气注意头部保温。另在继发性高血压疾病中，因颈椎病的因素发病占有相当比例，杨氏脏腑经络点穴疗法治疗高血压病时注意对颈椎病的治疗，增强疗效，体现出杨氏疗法整体调整，又突出辨证施治的优势。

第二节　冠心病

冠心病即冠状动脉粥样硬化性心脏病，多见于中老年，在我国女性多于男性，现代医学认为系由于冠状动脉粥样硬化导致不同程度的心肌缺氧、缺血而发病，主要症状是胸骨后有阵发性疼痛，可放射到肩、上肢或背，以左肩或左上肢、右前臂内侧直达小指与无名指较多见，有时伴有四肢冷或发绀等症状，大部分患者因劳累或情绪变化诱发，每次发作仅几分钟，一般不超过15分钟，休息后迅速缓解，但病程大多为进行性，最后引发心肌梗死。

中医学称为"胸痹""心病""真心痛"，《内经》云："心病者，胸中痛，胁支满，胁下痛，膺背肩胛痛，两臂肉痛。"《景岳全书》云：

"若病真心痛者，必手足冷至节，爪甲青，旦发夕死，夕发旦死，不可治也。"

一、病因病机

中医学认为，七情内伤，导致体质虚弱，寒邪乘虚而入，若侵入血脉内，则血流瘀涩，侵入经脉，气滞而气艰行、不通，血脉瘀塞，引发心痛，污血冲心，则为真心痛，或脾虚不运，聚湿成痰，壅滞胸腹，气化入血脉，形成污血，或肝肾阴虚，心血不足而瘀，或气血两亏，阴血不足，血行不畅，心气不至，可导致心痛。下面分类型辨证。

二、诊断分析

1. 胸阳不振型：心阳不运，则心脉闭阻，面色苍白，心悸心痛，胸闷憋气，气短，乏力，畏寒，肢冷，夜寐不安，或自汗出，舌淡胖嫩，苔白腻，脉沉缓或结代，腹诊见心下病灶。

2. 心血瘀阻：症见心悸刺痛，痛引肩背，舌质黯，舌边有瘀点，脉沉涩或结，腹诊见痹结病灶。

3. 心阳虚脱：症见心痛持续，甚至昏迷不省人事，四肢不温，指甲青紫，大汗淋漓，舌紫黯，苔白，脉微欲绝。腹诊见痞结病灶。

4. 心血两亏：症见气血两亏，心气不足，心悸心痛，夜间憋气，头晕耳鸣，倦怠无力，腰酸腿软或手足心热，食纳减少，面色无华，夜寐不安，喜出长气，舌质紫黯，苔白少津，脉细弱或结代，腹诊胁下病灶。

5. 肝肾两虚：症见肝肾阴虚，心血瘀阻，心胸憋闷，夜间心痛，头晕目眩，低热盗汗，口干，腰酸胫软，舌质嫩红或舌边瘀点，脉细数或细涩，腹诊小腹病灶。

6. 脾虚痰湿：症见肥人多痰，心阳痰浊阻滞，胸膈憋闷疼痛，心悸不安，头蒙如裹，嗜睡怠倦，咳嗽痰稀，舌苔白厚腻，脉弦滑，腹诊见水滞病灶。

杨氏脏腑

经络点穴疗法

三、治疗

（一）治则

1. 胸阳不振：温心助阳，宣通脉络。
2. 心血瘀阻：活血祛瘀，通利血脉。
3. 心阳虚脱：急调阴阳，开窍醒神。
4. 气血两亏：补益气血，调整肝肾。
5. 肝肾两虚：滋补肝肾，活血化瘀。
6. 脾虚痰湿：健脾除湿，祛痰通阳。

（二）治法

1. 体现中医整体观，施以疗法整体调整的治疗手法，调整脏腑经络气血，强化三焦气化作用，化解病灶，恢复脏腑功能与机能。

2. 突出辨证施治。

①胸阳不振：施以温通之手法，并重点作用于心俞、风门、神阙、膻中穴。

②心血瘀阻：施以通利之手法，并重点作用于极泉、内关、外关穴。

③心阳虚脱：施以补益之手法，并重点作用于人中、膻中、神阙、气海穴。

④气血两亏：施以补益之手法，并重点作用于气海、血海、膻中穴。

⑤肝肾两虚：施以滋补之手法，并重点作用于肝俞、肾俞（左）、关元、中极、阳陵泉、期门穴。

⑥脾虚痰湿：施以清、通之手法，并重点作用于大包、脾俞、中脘、肺俞穴。

四、病例

蔡某，女，80岁，昏迷不醒，于北京某著名医院观察室观察，病房不准备收住。患者症见：四肢不温，指甲青紫，大汗淋漓，舌紫黯，苔白，脉微欲绝。经施杨氏脏腑经络点穴疗法 2 个疗程痊愈。

五、体会

此病一般须 2 ~ 3 个疗程的治疗痊愈。冠心病的治疗中医有绝对的优势，我们认为冠心病的治疗一定要认识到绝不能只治标，而应认识到此病是多脏气机失调，因素复杂，更有情绪的变化和风湿的因素。总之痹的形成因素复杂，尤其临床中发现颈椎病灶对于形成胸痹有相当重要的作用，临床分析认为占 90% 左右。

所以我们认为：①调整脾、肝、肾气机功能，强化气化作用，以除湿、祛痰、化痹、益气、行血。②去除痹因，调整好颈部病患与病灶，根除痹源，因为颈椎病变是心脑血管病的重要成因之一。

第三节　中风（偏瘫、半身不遂）

脑血管意外后遗症包括脑出血、脑血栓形成、脑栓塞、蛛网膜下腔出血等，中医学中"中风""卒中""类中""大厥"等，实际上包括以上所有症状如"偏瘫""半身不遂""肢体瘫痪"等后遗症。

一、病因病机

中医认为，阴阳平衡失调，阴虚所致肝阳上亢，化火生风，形成病邪和瘀血，如气血上逆，痰阻窍络而引发生活失常。年老体弱或疾病所致亏损，肾脏精气不足，络脉空虚，内邪乘虚而窜入经络，可发本病。脑血管意外昏迷清醒后，出现半身不遂，口眼歪斜，语言障碍，口角流涎，吞咽困难，并伴有颜面麻木，手足麻木、沉重或手指震颤，肢体瘫痪。有些病例出现营养障碍：见挛缩、疼痛、眼失明等。

二、诊断分析

1. 痰瘀阻络：时有眩晕，脚麻，头重脚轻，或见心悸，或在安静时（或卒中后）发生口眼歪斜，半身不遂，语言不清，甚至失语，舌质淡，舌苔浊，脉滑或细或涩，腹诊见右满左软或左满右软病灶。

2. 正虚外风中络，受凉或风吹后面瘫，疲劳或情绪不良后出现舌头僵硬，说话不清，一侧肢体或两下肢筋肉挛缩不能随意运动，患肢麻木或抽掣刺痛，头昏目眩，面色萎黄，神疲倦怠，气短懒言，舌质暗红或有紫色瘀点，脉细涩，腹诊多见右满左软或右软左满。

三、治疗

（一）治则

1. 痰阻脉络：调理肝脾，祛痰化瘀通络。
2. 正虚外风中络：补益肝肾，驱邪外出通络。

（二）治法

1. 体现中医整体观，施以疗法整体调整的治疗手法，调整相关脏腑经络气血，增强三焦气化作用，化解病灶，恢复相关脏腑功能与机能。

2. 突出辨证施治。

①痰阻脉络：施以通、消之手法，并重点作用于大包、巨阙、中脘、三里、人中、膻中、上关、下关、百会、四神聪、关元、中极、脾俞、肾俞、廉泉、天突穴。

②口眼歪斜：作用于攒竹、睛明、四白、颊车、地仓穴。语言不利，作用于下关、颊车、廉泉、天突、风府、风池穴。

③正虚外风中络：施以补益之手法，并重点作用于章门、太冲、阴陵泉、肾俞、涌泉、关元、中极、曲池、中渚穴。

四、病例

李某，女，64岁，中风后遗症5年，症见：右侧上、下肢瘫软，运动受限，靠人搀扶走路。舌淡，苔浊腻，脉弦滑，腹诊见右满左软病灶，诊为：中经络型偏瘫。经施杨氏脏腑经络点穴推拿疗法3个疗程治疗痊愈，上、下肢活动正常，能够自己行走，并可在原地跳动。

五、体会

作用于四肢手法，患肢注意阴经部位筋骨的手法要由轻到重，由小范围到大范围，以被动运动手法帮助患者，最后实现主动运动功能。另外要注意的是对健肢的穴位更要作用好。①应实施左病右治，右病左治；②健肢的穴位作用功能正常，能起到较好的治疗作用。师父从临床总结认为脑血管后遗症的治疗，以点穴推拿治疗方法，康复效果最佳。

第四节 头 痛

头痛病属多发病，且有多种原因，形成多种类型的头痛，需认真诊断、辨证，治疗时方能心中有数，以便采取有针对性、正确、有效的治则与治法。

一、病因病机

现代医学常将头痛区分为机能性与器质性两类，机能性的头痛不太明了，如神经衰弱头痛。器质头痛一般认为是炎症、刺激或牵拉、压迫等因素，例如血管型头痛，多因高血压引起，蛛网膜下腔出血，颅内发炎症，也都有头痛，邻近颅腔的局部组织器官的病变，如额窦炎、上额窦炎以及耳、牙齿、咽喉、五官与颈部疾患都常伴有头痛症状，此外偏头痛和神经机能性头痛（包括生理机能如月经前后、更年期综合征）等也是常见头痛的病因。中医学认为，头为清阳之会，六腑清阳之气、五脏精华之血，皆聚于头，因此不论外感诸邪、内伤之诸不足，皆能引起气血不利，清阳不舒，脉络失和，不通则痛，发生诸般头痛。

1. 外感：多因起居不慎，睡卧当风或受风寒、冒暑，以及外感六淫之邪，侵犯三阴三阳之经，流注于头，壅阻脉络，气血不利，发为头痛，若病久不愈，使中络痰瘀留着，遂成头风。

2. 内伤：头痛于肝、胆、脾、胃、肾、膀胱等相关脏腑，情志抑郁，肝胆有热，阳偏旺；劳倦过度，饮食不节，脾失健运，胃失肃降；肝失条达，痰浊壅阻或房事不节，肾精亏损以及病后气血未复，体质虚弱等，均可发病。

二、诊断分析

头痛病因不同，症状各异。临床观察是这样的：起病急骤，痛较剧烈，无有休止，平素体健者多属外感；平素体虚，病势较缓，绵绵不愈，多属内伤。以上只是一般规律，临证还须辨证论治。分证论述如下：

（一）外感

1. 风寒头痛：头痛恶寒，鼻流清涕，兼有咳嗽或病连项背，吹风遇寒则痛剧，故常以棉巾裹头，口不渴，舌苔薄白，脉浮紧，腹诊见上腹病灶。

2. 风热头痛：头痛恶风，发热口渴，咽痛，小便短赤，舌苔薄黄，脉弦数，甚或头痛如裂，面红耳赤，唇鼻生疮，小便热痛，大便秘结，腹诊多见小腹拘急病灶。

3. 风湿头痛：头痛而重，恶风，胸闷困倦，面色晦暗，小便短少或便溏，苔腻，脉濡，夹寒者，口不渴，尿不赤，舌苔白而滑腻，夹热者，口渴欲饮，小便赤，或鼻流浊涕，舌苔干而黄腻，腹诊见脐周病灶。

（二）内伤

1. 肾虚头痛：头痛，头晕，耳鸣，腰膝无力，男子遗精，女子带下，舌红，脉细，属肾阴不足。症见畏寒，面白，手足不温，舌淡，脉沉紧者，属阳虚不足，腹诊见小腹病灶。

2. 情志头痛：多见七情恼怒，肝胆火郁之症，遇触即发，痛到胁下，常头胀，目眩晕，面红耳赤，睡眠不宁，舌苔燥，脉弦数，腹诊见胁下病灶。

3. 痰厥头痛：眩晕眼黑，胸膈支满，呕吐痰涎，舌苔白腻，脉弦滑，腹诊见脐腹病灶。

4. 气血不足头痛：头痛眩，朝重夕轻，过劳则疼痛甚，精神倦怠，气短无力，面色及唇甲无华，饮食无味，舌淡，脉虚弱，腹诊见小腹虚软病灶。

三、治疗

（一）治则

1. 外感

（1）风寒头痛：疏风散寒止痛。

（2）风热头痛：疏风散热止痛。

（3）风湿头痛：疏风散湿止痛。

2. 内伤

（1）肾虚头痛：益肾补气止痛。

（2）情志头痛：调中理气止痛。

（3）痰厥头痛：清痰祛湿止痛。

（4）气血不足头痛：补益气血止痛。

（二）治法

体现中医整体观，施以疗法整体调整的治疗手法，疏通相关脏腑经络气血，增强三焦气化作用，化解病灶，恢复相关脏腑正常功能与机能。突出辨证施治。

1. 外感

（1）外感风寒：施以温、散之手法，并重点作用于大椎、风府、风池、太阳、阳关、曲池、足三里穴。

（2）外感风热：施以清、散之手法，并重点作用于太阳、印堂、睛明、巨髎、风府、风池、合谷、手三里穴。

（3）外感风湿：施以清、散之手法，并重点作用于印堂、百会、率骨、上关、下关、合谷穴。

2. 内伤

（1）肾虚头痛：施以补益之手法，并重点作用于大椎、风池、风府、百会、四神聪、命门、关元、肾俞、涌泉、足三里、三阴交穴。

（2）内伤情志：施以和调之手法，并重点作用于大椎、风府、四神聪、肝俞、胆俞、印堂、阴陵泉、缺盆穴。

（3）内伤痰厥：施以清、通之手法，并重点作用于合谷、大椎、足三里、地仓、肩井、百会、上关、下关穴。

（4）内伤气血不足：施以补益之手法，并重点作用于气海、血海、大椎、百会、关元、足三里、脾俞、肾俞穴。

以上论述的是头痛的基础病因、证候，临床中要复杂得多。从以上得知，寒、热、虚、实、痰与七情喜、怒、忧、思、悲、恐、惊、气血不足皆可令头痛，皆可形成病邪而随内风与外风袭于阳经，而头为六阳之首，又可窜入经络随内风与外风袭于头的不同部位。临床可见膀胱经之邪袭于颈项，少阳经之邪袭于偏头部，厥阴之邪袭于巅顶部，阳明经之邪袭于前额部，少阴之邪袭于头内部空痛，太阴之邪夹湿袭于整个头部困重如裹。风、寒、热、湿、邪皆可袭于每条经络即少阴、太阴、厥阴、阳明、少阳、太阳，又可有内风与外风之别。

临床要求：审疼痛部位，明其病因，手到病除，疗效神奇。做到诊其脉、审其位、辨其因、施其法、治其病，做到省时、省钱、速效。有人问，如果治疗器质性病变怎么办？施用疗法在临床中能排除各种结石，能化解多种肿瘤，能化通脑血管疾病之瘀血，能溶血管之栓，能清除血质之"痰饮"，能消脏腑之炎，头部器质性病变当然可治。

四、病例

1995 年我于大北窑中医专家门诊部应诊，接诊一 25 岁壮汉，口述："感冒，前额头痛，发热无力。"要求开药，观其虚汗淋漓，精神萎靡，身软无力，扪其额，38℃～39℃，问其怎知感冒？答曰："已看过 3 个医生，诊为感冒，已服感冒药 1 周无效。"诊其脉，右关洪数，苔黄厚腻，诊之食积化热，浊邪之气上淫清窍于全身，发为头痛、发热、虚汗，乃日久不化浊邪之毒。我给他分析道：你一周前的那天晚上吃得很多，未活动且睡于门窗之处，感受夜风袭胃，胃本已无蠕动之力，又遇凉风，收缩不化，但因体温作用食物腐臭，其浊邪之气似"沼气池"之沼气，上冲清窍，进而发热、头痛、汗出，药物绝对无效，因并非患感冒。诊为阳明头痛，施法一次即愈。诊其脉，知其病因，审其部位而明其病位，知病因，明病位，施妙手岂能不愈。

五、体会

医林高手能诊治 64 种不同类型头痛，岂能用一种止痛药以治之?!

师父一贯主张，作为医生不能只知简单地开出药物，以缓解症状为目的，这样做只是治疗了疾病的表。应该找出疾病的病因，辨明病位，从而施以治本之法，这才是医生追求的目标。

第五节　眩　晕

眩晕二字有别，眩为天旋地转，晕为自身平衡有失，站立不稳，是高血压、动脉硬化、贫血、神经症、内耳迷路病以及脑部肿瘤等病的症候。起病原因与体质不强，病后体虚，忧思忧虑及郁怒，饮食辛辣、肥厚之品及房事不节、肾精不足等有关。

一、病因病机

本病的发生有因肾水不足，水不涵木，肝阳上扰清窍而发病；有因心脾亏虚，气血不足，髓海不足而发；有因脾胃虚损，运化失司，停湿化痰，上蒙清窍而发。病理表现有虚实两个方面。虚证为心脾气血不足，或肝肾阴精亏损，不能上荣于脑。实证为风阳上扰或痰湿中阻，清阳不升而发眩晕。

二、诊断分析

1. 气血不足：症见头晕眼花，突然坐起时眩晕加重，平卧低头可缓解，耳鸣，心悸，失眠，面色苍白或萎黄，气短有汗，体倦无力，苔薄质淡，脉细弱，腹诊见虚软病灶。

2. 肝肾亏损：症见眩晕脑空，午后入睡加重，烦恼，思虑加剧，精神萎靡，记忆力减退，腰酸腿软，遗精，带下，耳鸣，五心烦热，睡眠不安，形体消瘦，苔少或质红，脉弦、细，腹诊见虚软病灶。

3. 风阳上亢：症见眩晕如坐舟车，耳鸣，头胀痛或抽搐感，性情急躁，常因恼怒而晕痛加重，烦热面赤，睡眠多梦，四肢麻木，口苦，苔黄，质红，脉弦数，腹诊见硬满病灶。

4. 痰浊中阻：症见眩晕阵作，头重如蒙，视物旋转，动则晕甚，恶心，呕吐，痰涎，胸脘痞闷，食少嗜睡，苔白腻，脉弱滑，腹诊见上腹病灶。

三、治疗

（一）治则

1. 气血不足：补益气血。
2. 肝肾亏损：滋养肝肾。
3. 风阳上亢：祛风潜阳。
4. 痰湿中阻：化痰和中。

（二）治法

1. 体现中医整体观，施以疗法整体调整的治疗手法，疏通相关脏腑经络气血，增强三焦气化作用，化解病灶，恢复相关脏腑正常功能与机能。

2. 突出辨证施治。

①气血不足：施以补益之手法，并重点作用于气海、血海、百会、涌泉、关元、建里、大包穴。

②肝肾亏损：施以滋补之手法，并重点作用于关元、阴陵泉、中极、肝俞、肾俞、涌泉穴。

③风阳上亢：施以疏散之手法，并重点作用于百会、四神聪、风府、风池、肩井、太阳穴。

④痰湿中阻：施以清和之手法，并重点作用于大包、中脘、脾俞、章门、风府、四白、肩井、梁丘、中枢穴。

四、病例

患者73岁，男，眩晕5年，做了许多检查，服了许多药，不但未愈，反而越来越重，不能起床，卧床也觉房间在旋转，恶心呕吐，痛苦得不想生存。有的医生因检查不出病因，告知家属"没病"，结果造成家属有看法，认为其懒惰装病。其女婿请名医无计其数，后来慕名请我医治。症见：老人年迈体弱，因患眩晕症日久不愈，痛苦不堪，情绪焦躁。舌淡，苔黄滑腻，脉细弦滑数。诊断：因气血虚弱，肝肾阴阳俱虚，痰湿中阻，风阳上亢，兼有颈椎病灶，影响头部供血，又因久卧，食水不化，宿食生邪，上犯清阳，发为眩晕。施以杨氏脏腑经络点穴推拿疗法1次，眩晕明显减轻，2次，能起床少量活动，2个疗程的诊治，患者痊愈，可去天坛公园运动健身。

五、体会

眩与晕是两种不同症状，眩如坐舟车，天地旋转，多与阳亢有关；晕即头晕，自觉站立不稳，多与气血亏虚、供血不足有关。眩与晕病因不同，眩晕初期多为单种病因，日久不愈可两种以上病因同时发病，故合称眩晕。所以临床遇到久病眩晕一定认真诊断，考虑多种因素并存，须多种治则治法通用，方能显效。

第五章　肾系病证

第一节　遗　精

一、病因病机

遗精疾患有梦遗与滑精之分，做梦中梦交遗精为梦遗，无梦而精自出的为滑精。临床病因有二，分述如下。

1. 精神刺激，用脑过度，或情志不畅，引起心神不宁，心阴暗耗，虚火亢旺，扰动精室而发。

2. 肾气亏损：肾为藏精之所，如房事不节，酗酒纵欲，或手淫伤肾，肾阴肾精亏损。肾阴虚，则相火偏盛，干扰精室而发；肾阳虚，则精关不固而发。

二、诊断分析

张景岳云："遗精之始，无不病于心……及其既病而求治，则尤当以持心为先，然后随证调理，自无不愈。"说的是梦遗发于心中所想，治疗梦遗重要的是持心，即先定心，治疗效果才好。滑精，滑，即不能自控而出，有如螺丝滑动，乃因使用过当，出现滑而不固。滑精与精关不固与上例同理，房事过纵，使用过当，出现精关滑而不固。所以，应注意节制房事，少食辛辣、刺激食物。

1. 阴虚火旺：症见多梦，梦中遗精，睡眠不安，头晕心悸，神疲乏力，小便黄少而热，舌质红，脉细数，腹诊见脐下病灶。

2. 肾阳亏虚：滑精频作，精神萎靡，面色㿠白，大便不实，纳差胃寒，苔白，脉细弱，腹诊见拘急病灶。

三、治疗

（一）治则

1. 肾阴火旺：滋阴清火，益肾固精。
2. 肾阳虚亏：温补肾阳，益肾固精。

（二）治疗

1. 体现中医整体观，施以疗法整体调整的治疗手法，疏通相关脏腑经络气血，增强三焦气化作用，化解病灶，恢复相关脏腑正常功能与机能。

2. 突出辨证施治。

①阴虚火旺：施以补益之手法，并重点作用于关元、中极、左肾俞、神门、内关、四神聪、涌泉、三阴交穴。

②肾阳亏虚：施以温补之手法，并重点作用于涌泉、百会、神阙、右肾俞、水泉穴。

四、病例

患者，男，30 岁，遗精，面色晦暗，精神萎靡不振，病休在家，动则汗出，动则气喘，少气懒言，身体肌肉松弛，舌淡，少苔，脉细弱数。腹诊见小腹病灶。诊断：肾阴阳俱损。治则：滋阴补阳，经 3 个疗程调理，痊愈上班。

五、体会

遗精与早泄和阳痿是孪生兄弟，治疗遗精，最重要的是患者的配合，要想取得患者配合，最重要的是向患者讲明养生的道理，频繁的性生活消耗精液，是在消耗生命的基本物质，人生于世都希望健康长寿，人们平时不在意，真到弥留之际，人们会总结自己，有骄傲，有悔恨，人们不愿离开人间。就是要性生活，也应要高质量的性生活，而且保持到耄耋之年不衰。患者明白了配合的意义与养生的意义，注意配合，经施杨氏脏腑经络点穴推拿疗法 1～3 个疗程，即可康复如初。

第二节 阳 痿

中医称阳痿为疲软，是指阴茎勃起时不坚，或不能勃起，临床除了生殖器官的器质性病变（如生殖器畸形、神经损害、海绵肌体损害）之外，多数与大脑皮层对勃起的抑制加强或脊髓、中枢机能紊乱有关。

一、病因病机

中医学认为"心脾损抑"和"命门火衰"是本病主因，其中肝肾二经与本病有密切联系。由于肝主筋，其筋结于阴器，如因思虑过度，肾阳衰微，精气虚寒，皆可发病。此外，误犯手淫或色欲过度，亦可损伤肾气，酿成本病。

二、诊断分析

临床症见：阴茎不能勃起，或勃起不坚，或房事早泄，随之疲软无力，或虽能性交但不能泄精自行疲软，因绝大部分患者皆属功能性（器质性患者极为少见），中医手法点穴推拿效果很好。临床可分两大病因。

1. 心脾损抑：阴茎不能勃起或勃起不坚，伴有心烦，夜寐不安，疲惫，面色萎黄，胃纳不舒等症状，腹诊见肋下病灶。

2. 命门火衰：症见阴茎不能勃起或勃起不坚，伴有面色苍白，头晕，目眩神疲，腰酸腿软，脉洪细无力，腹诊见虚软病灶。

三、治疗

（一）治则

1. 心脾损抑：温肾壮阳，补益心脾。

2. 命门火衰：温补命火。

（二）治法

1. 体现中医整体观，施以疗法整体调整的治疗手法，疏通相关脏腑经络气血，增强三焦气化作用，化解病灶，恢复相关脏腑正常功能与机能。

2. 突出辨证施治。

①心脾损抑：施以温补之手法，并重点作用于大包、中脘、脾俞、关元、肾俞、神门、内关、神阙、会阴、长强、足三里穴。

②命门火衰：施以温补之手法，并重点作用于右肾俞、长强、会阴、命门、水泉穴。

四、病例

王某，男，39 岁，阳痿不举 9 年，靠服性药维持性生活，服药开始有效，后逐渐无效，家庭失睦，身心疲惫，面晦暗，萎黄，形体消瘦，肢冷，腰膝酸软，舌淡，苔光腻，脉细软，属命门火衰型。经施以杨氏脏腑经络点穴推拿疗法 3 个疗程，治疗同时嘱咐患者分居，以蓄精养神，调养痊愈。治愈后更需提高修养，自珍自爱，以利身体健康。

五、体会

本病是因不同的损抑、病因形成病灶，影响生殖器官机能的正常发挥，审其因，辨其病，施以杨氏脏腑经络点穴推拿疗法，化解病灶，强化功能物质——经络气血，自然能恢复被损抑的机能。中医理论很正确，疗法很有效，1~3 个疗程即愈。临床观察，此病患者千万不可使用性刺激性药物，图一时快感，如同拔苗助长，用药日久，机能衰竭，更加损抑身心健康。

第三节　前列腺增生（癃闭）

前列腺疾病已成多发症，经临床观察发病率分别为 50 岁以上，在 50% 左右；60 岁以上在 60% 左右，70 岁以上在 70% 左右，80 岁以上发病率可达 100%。

西医学一部分人认为此病是组织学疾病，不用治疗，一部分人认为应手术治疗，但手术可能致使肾或泌尿系统膨大、积水，导致肾功能慢性衰竭或危及生命。又提倡药物治疗，但效果又不十分理想。中医称这类疾病为尿频、尿少、癃闭症，认为因体质虚弱、房事不节、不良情绪或外感寒邪而造成肾气虚弱。肾主二阴功能，水关不利，又感寒湿之邪而发。

辨证分析：此症初期多有夜尿增多后转为癃闭，又称尿潴留。癃，点滴而出；闭，点滴不出。先人云："大便七日，小便一日过则危。"病因多由肾虚，从而气不制水、膀胱不利所致。且与肺、脾、肝、肾四脏功能失调有关，如上焦肺热、气壅；中焦湿热壅阻，肝气郁结；下焦肾阳不足，可导致前列腺肥大，膀胱气化无度而发。

一、病因病机

1. 尿道梗阻，小便不能排下，多为尿道被瘀血、结石等物阻塞，如手术后瘀血、结石病等。

2. 膀胱气化不利，如湿热流注下焦、热迫湿阻致气机不利；或因肝郁，疏泄紊乱，损及膀胱，气化不利，或脾虚气陷，不能升举，阴盛阳衰，阳虚而不能制阴水，关门气机不利。

3. 肾气不足，无力启关，小便不出。

二、诊断分析

1. 下焦湿热：症见小便点滴不通或赤短灼热，小腹胀满，口苦口腻，渴不欲饮，大便不爽，身倦困重，舌红，苔黄腻，脉滑数。

2. 肾气不足：症见小便不通或点滴不畅，面色㿠白，神疲气短，腰膝酸软，腰部隐痛，劳累后加重，舌淡，胖嫩，苔白，脉沉迟。

3. 肝郁气滞：症见小便不通或短少不爽，情志抑郁，憋闷易怒，胁肋胀痛，善叹息，少腹胀痛，舌红，苔薄白，脉弦。

4. 痰热壅肺：症见小便不通或短少，伴有咳嗽，咯痰黄稠，汗出喘渴，口渴不欲饮，舌红，苔厚黄，脉滑数。

三、治疗

（一）治则

1. 下焦湿热：清热利湿，开关通便。

2. 肾气不足：补益肾气，开塞利尿。

3. 肝郁气滞：疏肝理气，通利小便。

4. 痰热壅肺：清热化痰，宣肺利水。

（二）治法

1. 下焦湿热：重调膀胱经，施以清泻之手法，并重点作用于关元、中极、三焦俞、脾俞穴。

2. 肾气不足：施以补益之手法，重点作用于手、足三里，关元，中极，神阙穴。

3. 肝郁气滞：施以通泻之手法，重点作用于膻中、章门、期门、大包、肝俞穴。

4. 痰热壅肺：施以清散之手法，重点作用于曲池、合谷、风池、肩井穴。

四、病例

刘某，男，59 岁，北京某重型机械厂工人，腹痛，遇天气变化痛甚，小便点滴而出，排尿困难，近期闭阻不下，只能靠导尿暂时缓解，舌淡，苔白腻，脉沉迟，诊为肾气不足、外感寒邪，施以疗法 1 次，自主排尿，2 个疗程症状全消。

五、体会

治疗此症突显疗法治疗优势，尤其对于急性尿闭，只点一穴即可尿下，急则治标，缓则治本，排尿救人，成功后再求治本。因由复杂的病因造成脏腑机能衰退，尤其是膀胱的气化无力而成，所以治疗也需一个复杂的过程。

第四节　淋证（结石症）

淋证是指小便频数短涩，滴沥刺痛，欲出未尽，小腹拘急或痛到腰腹的病症。

《内经》始见淋名，《金匮要略》有淋病专篇论述指出："淋之为病，小便如粟状，小腹拘急，痛引脐中。"说明淋病的主要症候为小便不爽、尿道刺痛。关于淋病的分类，《外台秘要》影响最深远，提出了五淋之说，即石淋、气淋、劳淋、热淋、膏淋，沿用至今。该病临床较为多见，尤以已婚女性为多，农村多于城市，男性患此病多与不洁性交有关。西医诊为尿路感染、尿路结石、尿路功能失常。

一、病因病机

1. 膀胱湿热：过食肥甘、辛热之品，酿成湿热，下注膀胱，或因前阴不洁，秽浊之邪侵入膀胱，酿成湿热，湿阻气机，热灼津液，多急发为热淋，若湿热日久，酿成砂石，湿阻尿道，则石淋，火热偏甚，迫血妄行，又转为血淋。

2. 脾肾亏虚：热淋日久不愈，正气耗伤，或久病体弱，年老及房事过度等，可致脾肾亏虚，脾虚中气下陷，肾虚下之不固，陷而不摄，关门难秘，不能制约膏脂，精脂下泻，发为膏淋。

3. 肝气郁滞：情志不遂，气滞不宣，气郁化火或升降枢机紊乱，影响膀胱气化，则小腹作胀，小便艰涩而痛，余沥不尽而为气淋。

临床认识到：五淋虽独立成病，但又相互转化，膀胱湿热所致之热淋、石淋、血淋，日久耗气伤津血亏，可损伤脾肾而成膏淋，肝郁气滞，气道、水道受阻，郁而化热，又可成热淋，所以淋证临床要分清虚实。

二、诊断分析

淋证以小便频数、欲出为尽为特征，与癃闭、尿血、尿浊有别。癃闭可有排尿困难，小便急迫，与本症相似，但癃闭以排尿量明显减少，点滴而下或全无，少有疼痛为特征；淋证尿量正常，且以疼痛为主。尿血，尿色红赤，易与血淋混淆，但无疼痛：尿浊而似膏淋，但无疼痛及滞涩感。淋症若失治、误治或病程过长，湿热虽去但血络未复，可转为尿血；因脾肾损伤，天门合而不开或砂石梗阻，又可转为癃闭。

1. 膀胱湿热：症见小便短数，灼热刺痛，色黄或赤，少腹拘急、疼痛、拒按，腰痛连睾或伴有恶寒发热，咽喉肿痛，苔黄腻，脉滑数；若尿中夹砂石，小便艰涩或排尿时突然中断，尿道窘迫疼痛，腰腹拘急或腰腹疼痛难忍，尿中带血，舌红，苔黄，脉弦数，为石淋。

2. 肝郁气滞：症见小便涩滞，淋漓不爽，每因郁怒而发或加重，少腹攻撑窜痛，气胀不舒，口苦，咽干，胁肋胀满，脉弦。

3. 脾肾亏虚：症见少腹坠胀或痛，小便余沥难尽，面色㿠白或淋如膏脂，形体消瘦，头昏无力，腰膝酸软，疲乏无力，舌质淡，脉虚弱。

三、治疗

（一）治则

1. 膀胱湿热：清热利湿，通淋止痛。
2. 肝郁气滞：疏肝解郁，利气通淋。
3. 脾肾亏虚：健脾益肾，固摄下元。

（二）治法

1. 体现中医整体观，施以疗法整体调治的治疗手法，疏通相关脏腑经络气血，增强三焦气化作用，化解病灶，恢复相关脏腑功能与机能。

2. 突出辨证施治。

①膀胱湿热者，施以清通之手法，并重点作用于睛明、风池、膀胱俞、秩边、委阳、阴陵泉、气冲、丹田、复溜穴。

②肝郁气滞者，施以通利之手法，宽胸解郁，并重点作用于期门、肝俞、蠡沟、气海、交信、涌泉、章门、阴陵泉、冲门穴。

③脾肾亏虚者，施以补益之手法，健脾益肾，固摄下元，重点作用于脾俞、肾俞、中冲、关元、气海、交信、涌泉、阳陵泉、足三里、三阴交、太溪、委中、三焦俞穴。

四、病例

1. 张某，某机械厂干部，症见形体消瘦，面色㿠白。主诉：少腹胀痛，小便余沥不尽，如膏脂，头昏无力，腰膝酸软，疲乏无力，舌质淡，脉细弱，诊为脾肾亏虚型淋证，属膏淋，经施疗法2个疗程的治疗，症状全无。

2. 郭某，女，42岁。主诉：小便短数，灼热刺痛，腰腹绞痛，拒按，尿夹砂石，尿中带血，舌红，苔黄，脉弦数，诊为石淋，经施疗法，2个疗程痊愈。

五、体会

施疗法治疗淋证，有较明显疗效，一般视不同病情，2~3个疗程即可治愈。注意，最好在推拿前半小时饮用500~1000mL温水，以助通淋利尿。

第六章　气血津液病证

第一节　厥　证

厥证：突然昏倒，不省人事，面色苍白，四肢厥冷，短时间可苏醒，包括现代医学中的昏厥、低血糖、癔症、脑血管痉挛和心脏病。

一、病因病机

本病多因经气出现一时性紊乱，经络气血不能上循于头，阳气不能通行于四末，体质虚弱、情志刺激及过度劳累均可诱发。临床一般有两种情况。

1. 平素肝阳偏旺，嗜好肥甘辛辣之品，或因恼怒、惊骇、精神刺激，气机逆乱或剧烈疼痛，血痰气逆而行，蒙闭清窍而突然昏倒。

2. 元气素虚，或因产后、病后气血未复，每遇过度疲劳，忧、思、悲、恐或突然变动体位时导致气血不能上乘而突然昏倒。

二、诊断分析

临床不同病因、不同症状、不同体征，引起不同疾病。昏厥，多因强烈精神刺激，情绪激动，过度疲劳，剧烈疼痛或站之过久而发；患者低头位呈平卧，逐渐复醒。低血糖患者则有发作史，多在早晨饥饿时发；癔症则在精神受刺激时发；脑血管病变多有高血压病史、心源性昏厥多有心脏病史。本病可分虚实两类。

1. 虚证：症见呼吸微弱，张口短气，皮肤、手足发凉，出冷汗，脉沉微细，多见于低血糖及心源性昏厥，腹诊见满腑网状病灶。

2. 实证：症见呼吸急促，四肢僵直，两手紧握，牙关紧闭，脉沉有力，多见于癔症、脑血管痉挛，腹诊见板块病灶。

三、治疗

（一）治则

1. 虚证：补气回阳。
2. 实证：理气豁痰。

（二）治法

1. 体现中医整体观，施以疗法整体调整的治疗手法，疏通相关脏腑经络气血，增强三焦气化作用，化解病灶，恢复相关脏腑正常功能与机能。

2. 突出辨证施治，分不同病位、病症补虚泻实。

①虚证：施以补益之手法，并重点作用于人中、百会、神门穴。

②实证：施以清泻之手法，并重点作用于人中、地仓、合谷、涌泉、肩井穴。

四、病例

患者，女，33 岁，昏厥，几次入著名医院抢救，查体病因不明，治疗效果不好，屡犯不治，屡治还犯，家属与医院几位专家发生争执。后经介绍来治，诊为：昏厥虚证。患者胸闷不舒，肢体乏力，舌淡，苔薄白，脉沉细缓。因其夫 3 个月前不幸车祸身亡，患者悲痛欲绝，不思饮食，气机逆乱，气血虚弱，加之情绪刺激，气血不能上营于脑，全身瘫软，昏厥不省人事，经施杨氏脏腑经络点穴推拿疗法，3 天胸闷消失，6 天能上 6 层楼而不觉乏力，1 个疗程痊愈，无再复发昏厥。

五、体会

本病的急救手法，疗效显著。嘱患者低头位安静平卧，施手法重点人中穴即醒，急救后，施以杨氏脏腑经络点穴推拿疗法整体调整。视不同病情、不同病程，一般 1~3 个疗程可痊愈，不再复发。临床因器质性病变引发本症较少见，多因功能性病变所引发。因经气逆乱，神魂失养，虚脱而发。治疗此症，尤体现中医学理论之科学。

第二节 消渴病（糖尿病）

一、病因病机

消渴是以口渴引饮、多食消瘦、小便频数量多、尿有甜味为特征的病症，以多饮、多食、多尿、消瘦、三多一少为特征。口渴多饮为上消，多食善饥为中消，多尿如脂为下消。进行三消辨证，并有三消之分，但其病的性质多与肺、胃、肾三脏有关。

二、诊断分析

1. 上消：症见烦渴多饮，口干舌燥，大便如常，小便频多，舌边尖红，苔薄黄，脉洪数，胃火熏灼或心火移热于肺，肺阴耗伤，肺津不布，故烦渴多饮，口干舌燥，燥火内炽，引水自救，引水虽多，不能化生津液，肺失治节，水液直趋小便，故小便频多，大便如常，内热亢盛，故舌尖红，苔薄黄，脉洪数。

2. 中消：症见消谷善饥，消烁水谷，形体消瘦，大便秘结，苔黄燥，脉滑、实，阳明热盛，消烁水谷，故消谷善饥，胃火炽盛，耗津伤血，肌肉无以充养，故形体消瘦，津枯液干，肠道失其滋润，大便秘结，阳明燥热，里实结滞，故苔黄燥，脉滑、实。

3. 下消：小便频，数量多，尿如脂膏，或尿甜，口干舌燥，脉沉、细而数，精气亏损，肾阳被耗，下焦虚惫，肾失摄纳之权，约束无权，故小便频，数量多，肾失固涩之力，脾失统摄之能，水谷精微注于肾，随即从尿中排出，故尿如脂膏，尿甜，阴虚火旺，故口干舌红，脉沉、细而数。

三、治疗

（一）治则

1. 上消：清肺养阴，降火生津。
2. 中消：清热润胃，降火生津。

3. 下消：补益肝肾，固尿别浊。

（二）治法

1. 体现中医整体观，施以疗法整体调整的治疗手法，疏通相关脏腑经络气血，增强三焦气化作用，化解病灶，恢复相关脏腑正常功能与机能。

2. 突出辨证施治。

①上消：施以清降手法，并重点作用于中府、云门、脾俞、列缺穴；

②中消：施以清降补益之手法，并重点作用于中脘、巨阙、建里、胃俞穴；

③下消：施以补益手法，作用于肝俞、肾俞、涌泉、水泉、关元穴。

四、病例

李某，女，42岁，糖尿病史3年，症见烦渴引饮，消食善饥，小便频数，有甜味，患者知药物的不良反应，不愿意接受药物治疗，经施疗法3个疗程症状全无，血糖、尿糖值正常。

五、体会

辨证虽有上、中、下三消之说，但治疗不可截然分开，上消之伤津与肾阴虚有关，与胃的暴饮暴食、多食肥甘酒肆之热物有关，与肝郁之久而化火灼伤不同脏腑有关。中消之火与肾阴虚之火有关，与肺津不布伤液有关，与肝郁之久而化火有关，与脾胃之火伤津有关。下消与阴虚而不治阳、别浊不利、关门不利有关。总之肾阴虚火旺是本病之根本，肝、肺、脾、胃、肠皆受之于肾，肾为水脏，消与渴当然首当其冲，所以施以疗法调治上、中、下三焦气化，以祛上、中、下三焦之消，故定有较好的疗效。消渴病在治疗的同时患者的配合十分重要，要求患者管住自己的嘴，节制饮食，少摄入糖分，管住自己的嘴，多运动消耗多余的糖分，调整好情绪，节制性生活，此症可防可治。

第三节　水　肿

体内水液潴留，泛溢肌肤，头面、四肢、腹部乃至全身浮肿，中医称为水肿，西医称肾小球肾炎。

一、病因病机

发病多因外感风邪水湿，或因内伤、饮食、劳倦，使人体内水液运行发生障碍而发病，人体水液代谢经肺气之通调、输布，脾气之运化，肾气之开阖，三焦之决渎，使膀胱气化畅行，小便因而通行，故脾、肺、肾三脏功能障碍，是造成水肿的根本原因。

二、诊断分析

据病邪和脏腑受累的不同，辨证可分为阴水与阳水两种。

1. 阳水：症见：目睑浮肿，继而四肢、全身皆肿，来势迅速，肢节酸痛，小便不利；兼有恶寒、恶风、发热等症，或咳嗽、喘息，舌苔薄白，脉浮紧。

水气内停，内邪外侵，风为阳邪，其性炎上，风水相搏，故其目睑浮肿。邪在肌表，壅遏经隧，故肢节酸痛；膀胱气化不利，故小便不利；风邪侵表，故有恶寒、恶风、发热等表证。风邪上乘肺卫，故有咳嗽、喘息。风水偏寒，故苔薄白，脉浮紧。

2. 阴水：症见腰以下浮肿，按之凹陷不易恢复，脘闷腹胀，便溏纳差，面色萎黄，神倦肢冷，小便短少，舌淡，苔白滑，脉沉缓。

中阳不足，气不化水，致下焦水邪泛滥，故腰以下肿甚，按之凹陷不起。脾阳不振，运化无力，故脘闷纳差，腹胀便溏。脾虚则肤色不华，故面色萎黄；脾虚则中气下陷，故神疲肢冷；阳不化气，水湿不行，故小便短少；脾虚水聚，阳气不运，故舌淡，苔白滑，脉沉缓。

三、治疗

（一）治则

1. 阳水：疏风散寒，清肺化湿。

2. 阴水：补益脾阳，举陷化水。

（二）治法

1. 体现中医整体观，施以疗法整体调整的治疗手法，疏通相关脏腑经络气血，增强三焦气化作用，化解病灶，恢复脏腑正常功能与机能。

2. 突出辨证施治。①阳水者施以清散之手法，并重点作用于中府、云门、肩井、风府、风池穴；②阴水者施以补益之手法，重点作用于脾俞、肾俞、中脘、关元、大包、气冲穴。

四、病例

温某，女，49 岁，全身浮肿，咳嗽，恶寒，神疲肢冷，久治不愈，苔薄白，脉浮紧，诊为阳水，施以疗法 2 个疗程康复。

五、体会

疗法的整体调治与辨证施治治疗此症，因增强了三焦气化，三焦决渎有权，所以举陷化水，有明显的疗效，一般视不同病情 1～3 个疗程即可痊愈。

第四节　更年期综合征

更年期综合征，中医称为绝经前后诸症，49 岁左右女性，月经将绝，出现月经不调。55 岁左右男性，常见心烦易怒、情志失常、头晕目眩、耳鸣、心悸、失眠、潮热、口干、纳差等。中医认为乃肾气衰虚、冲任虚损所致，西医认为内分泌失调所致。

一、病因病机

1. 脾肾阳虚：年龄在 50 岁左右女性，脾肾两虚，血海渐枯，月经周期紊乱，量少，色淡质稀，下腹冷痛。脾阳虚则为白带多；肾气弱，故腰膝酸软；脾虚失运，水湿内停，故便溏浮肿；脾肾阳虚，精气两亏，故舌淡，苔薄白，脉沉弱。

2. 肝肾阴亏：阴亏则阳亢，故头晕目眩，耳鸣，阴虚火扰，心肝失养，故心悸而烦、多怒、多嗔等情志不稳定状态。肝火内炽，故心烦易怒，手心热，或经来量多，或尿下淋漓；肝火上扰，故耳鸣，颧红口干，汗出；阴虚阳热亢盛，故舌红，脉弦细而数。

二、诊断分析

1. 脾肾阳虚：症见月经周期紊乱，量少，色淡质稀，下腹冷痛，白带多，腰膝酸软，便溏浮肿，舌淡，苔薄白，脉沉弱。

2. 肝肾阴亏：症见头晕目眩，心烦易怒，情志不稳，手心发热，或经来量多，或漏下淋漓，或耳鸣心悸，或潮热汗出，颧红口干，舌红，脉弦细而数。

三、治疗

（一）治则

1. 脾肾阳虚：振奋脾阳，补益肾气。
2. 肝肾阴亏：补益肝肾，滋阴潜阳。

（二）治法

1. 体现中医整体观，施以疗法整体调整的治疗手法，疏通相关脏腑经络气血，增强三焦气化作用，化解病灶，恢复相关脏腑正常功能与机能。

2. 突出辨证施治。①脾肾阳虚者，施以补益手法，振奋脾阳，并重点作用于脾俞、右肾俞、中脘、关元、神阙、足三里穴。②肝肾阴亏者，施以补益之手法，滋阴潜阳，重点作用于阴陵泉、肝俞、肾俞（左）、涌泉、水泉穴。

四、病例

张某，女，53 岁，症见头晕目眩、耳鸣、心悸而烦，易嗔怒，手心热，月经紊乱，有时量多，颧红，汗出，舌红，苔腻，脉弦细而数。诊为肝肾阴亏型病症，经施疗法 2 个疗程痊愈。

五、体会

疗法依中医理论辨证施治，对更年期综合征有很好的医疗效果，一般 1~3 个疗程即可痊愈。西医认为是人体内分泌失调所致，只是认识了人体生理现象，没有认识到内分泌失调是因人体脏腑气机尤其是肝、脾、肾气机失合的变化所致。对此症治疗固然很重要，但不要忽略患者的配合作用，人到中年以后，就像汽车到了规定的使用年限、行驶公里限数，该大修了，大修以后，经常发生各种故障的情况才能避免。那么这个比拟同时又说明，平时人们使用汽车的情况，也就是人对人体的科学认识与养生很重要，尤其此症与人们的情绪自我调节养生关系很密切。现在家庭的、社会的问题多多，困难多多，烦恼多多，是不可避免的，但是，人们要学会解脱，自娱自乐，社会在变，自我观念也要随之而变。

第五节 疲劳综合征

疲劳综合征不是指一般性疲劳，而是指经过睡眠休息、营养，不能解除疲劳症状，同时伴有低热，咽喉不适，淋巴结肿大，肌肉关节酸痛，一系列神经、精神症状。实验室检查大多无异常，称为慢性疲劳综合征。该征在欧美发达国家较为普遍，发病率约 3%，并以每年 50 万人次递增。多发于 20~50 岁年龄组，女性多于男性。目前，此病病因病理至今未明，现代医学一般认为可能与病毒感染、免疫缺陷、心理紧张、神经衰弱和生理性疲劳恢复障碍有关，患者以城市与富裕地区为多见。

一、病因病机

病因如下：过度劳累，心态不平和，耗伤气血，导致脏腑、肢体失养。人体的各种活动以气血为物质基础，《素问·五藏生成》云："肝受血而能视，足受血而能步，掌受血而能握，指受血而能摄。"《宣明五气论》则有："久视伤血，久卧伤气，久坐伤肉，久立伤骨，久行伤筋。"这里的久视、久卧、久坐、久立、久行不是一般的视、卧、坐、立、行，而是太过，超过了人体所需的正常值，则气血耗损而衰少，内不养五脏六腑，外不荣四肢百骸，影响各部机能和功能正常发挥而发病。

二、诊断分析

1. 劳累过度：劳累过度，耗伤气血，血为神之舍，故神疲气少，凸显疲劳之状，舌淡、苔薄白，脉细缓。

2. 情志不遂：抑郁、盛怒伤肝，肝主藏血、造血，主筋；肝肾同源，伤肝必及肾，肾主骨、生髓，乃先天之本，主先天之元阴、元阳之气，所以说，郁涩之气，阻滞气血。气血者，神之处也，气血充足，则神志清楚，神清气爽，反应机敏，动作快捷，耳聪目明，精神抖擞；反之，如情志失遂，生活、工作过度紧张，忧思过度，愤懑不安，悲、恐、惊、吓，则使气机逆乱，营血因之耗损；气血不足，神无所依，神气耗散，则人体失神、少神、萎靡倦怠，嗜睡，少气懒言，突显疲劳之状。症见：形体倦怠，精神萎靡，少气懒言，舌绛、苔厚腻或黄，脉弦滑。

3. 房事不节：纵欲过度，精气大泄，元气（元阴、元阳）受损、元动力不足，肾为先天之本，藏有元阴、元阳，为人体之元动力，如不惜血本，放纵淫欲，精气耗散，机体元动力不足而疲。症见：形体消瘦或臃肿，少气懒言，精神萎靡倦怠，肌肉松软，面色萎黄，舌淡或红、苔光滑，脉细弱或滑细。

三、治疗

（一）治则

1. 劳累过度：调畅气机，养益气血。
2. 情志不遂：疏肝理气，补心安神。
3. 房事不节：补肾培精，益气养血。

（二）治法

1. 体现中医整体观，施以疗法整体调整的治疗手法，疏通相关脏腑经络气血，增强三焦气化作用，化解病灶，恢复相关脏腑正常功能与机能。

2. 突出辨证施治：①劳累过度者，施以通补之手法，并重点作用于气海、关元、膻中、神门、内关、足三里、中脘穴。②情志不遂者，施以通合之手法，并重点作用于肝俞、章门、百会、中脘、阴陵泉、足三里、涌泉、气冲穴。③房事不节者，施以补益之手法，并重点作用于肾俞、气海、关元、中极、涌泉、长强穴。

四、病例

黄某，男，41岁，嗜睡，乏力，经多家医院诊为疲劳综合征。形体臃肿，精神萎靡，身体倦怠，肌肉松弛，面色萎黄，舌淡、苔光滑，脉滑细，诊为因过度劳累与房事不节型疲劳征。经施杨氏脏腑经络点穴疗法，2个疗程，症状全无，神采奕奕，精力充沛，结束治疗。

五、体会

施以杨氏脏腑经络点穴疗法治疗此征，能取得很理想的治疗效果，根据不同病情，治疗1~2个疗程，疲劳完全消失，神清气爽。情志不遂与房事不节以女性多发，劳累过度与房事不节以男性多发为特点。在临床调治的同时，要嘱患者开阔心胸，开阔眼界，正确对待人生，学会包容，心态平和，调整不良情绪，注意劳逸结合，节制房事，蓄精养神。师父认为，精为神之载体，无精神无所依，精亏神自弱，精竭神自亡。所以当今人们要自珍自爱，洁身自好，方能健康、长寿。

第六节　肥　胖

肥胖，是一种疾病状态。中国人由于地区不同、体型不同、年龄阶段不同、性别不同，标准不能统一，但一般是（身高－1）×2＝平均标准，上下加减10为标准，超过标准5~7.5kg为微胖，超过标准10kg就为超胖，超过标准15kg为肥胖。肥胖会使人体免疫力下降，各系统负担加重，运动后会产生疲劳，尤其临床多见高血压、糖尿病、心脑血管病高发，所以说肥胖影响健康或危及生命。医学界总结说：腰围与寿命成反比。为肥胖者提出了警告。

一、病因病机

医学界认识到：肥胖与人体内分泌失调有关，中医认识肥胖是由多种因素引发。如嗜睡、嗜坐、嗜卧，如平时常运动，后因各种原因突然停止运动而肥。如过食肥甘，营养过剩而肥。如脾肾虚弱，运化失司而肥等。

二、诊断分析

1. 气虚嗜睡型：症见情志不舒，气血虚弱，体乏肢懒，嗜睡，嗜卧，纳多耗少，日久而肥。舌淡，苔滑，脉细缓。

2. 脾虚胃实型：症见善饥多食、量大，或喜食肥甘，营养摄入多，但因脾虚不化，而皮下储存而肥。舌红，苔腻，脉微数。

3. 脾肾虚弱型：症见动则气喘，动则汗出，多饮善饥而脾虚不化。舌淡，苔薄白，脉濡弱或沉滑。

三、治疗

（一）治则

1. 气虚嗜睡型：益气醒神，调解情志。
2. 脾虚胃实型：健脾泻实，调和脾胃。
3. 脾肾虚弱型：补益脾肾，调治运化。

（二）治疗

1. 体现中医整体观，施以疗法整体调整的治疗手法，疏通相关脏腑经络气血，增强三焦气化作用，化解病灶，恢复相关脏腑正常功能与机能。

2. 突出辨证施治。①气虚嗜睡型，施以益气通和之手法，并重点作用于气海、关元、中极、涌泉、内关、百会、四神聪。②脾虚胃实型，施以合、泻之手法，并重点作用于脾俞、中脘、建里、梁门、中枢、足三里、大包。③脾肾虚弱型，施以补益之手法，并重点作用于脾俞、中脘、关元、中极、涌泉、肾俞、长强。另外，大腿脂肪堆积型配以点按申脉、第三腰椎气海俞、昆仑、照海、丰隆。腹大腰粗型配以点按第 1、2、3、4 腰椎旁的志室、悬枢、腰阳关、三焦俞、肾俞、气海俞、大肠俞、气海穴。

四、病例

李某，男，42 岁，身高 182cm，体重 112kg。形体肥胖，行动迟缓，呼吸喘促，胸闷，腹胀，舌红，苔白腻，脉滑缓。施以疗法 5 个疗程，体重减至 88.5kg。

五、体会

中医学对肥胖病的治疗较为科学，不是靠药物抑制吸收、促进排泄或减少饮食的减肥方法。上述方法会出现身体虚弱的不良反应，或停药反弹现象。经杨氏疗法治疗减肥是因调整了人体功能与机能，脏腑功能与机能正常了，不会出现反弹现象，而且减肥后不出皱皮。

第七章　肝胆病证

第一节　胆石症（胆绞痛）

胆绞痛是以右胁部胆囊区出现绞样疼痛为主的病证，为临床常见的急症之一，多发于春季，成人多见，女多于男，可突然发作，痛如刀绞，难以忍受，也可成钝性发作，反复发作。胆绞痛在中医学中列入胁痛、腹痛范畴。

一、病因病机

胆绞痛的发作多与饮食有关，如长期饱食或过食油腻之物，损伤脾胃，气机阻滞，肝胆疏泄因之受阻，即肝胆疏泄功能不能正常发挥，胆汁排出不畅，积蓄胀急，而致绞痛；另有因饮食不节，酿成蛔虫，蛔虫上窜于胆道而成钻顶样绞痛；再有，胆绞痛的发生与情志失调有关，肝郁气滞，气滞生热，痰气互结或湿热交阻胆道，不通则痛。

西医学认为：病理是胆道阻塞，多因进食油脂食物引起胆囊的收缩，胆汁分泌过多，排出不畅，滞留浓缩，胆盐等成分刺激黏膜发炎，胆道水肿或因结石、蛔虫等因素阻塞胆道而发病。简言之是由多种原因形成病灶，障碍了肝胆疏泄功能与排泄胆汁机能的正常发挥而致病。

二、诊断分析

症见右胁下胆囊区疼痛如刀割，痛引右肩胛及上臂，右下腹压痛明显，墨菲征阳性。多因过食肥腻、煎炒食物或郁怒而发，并伴有恶心、呕吐、腹胀、腹泻或便秘、胁痛、黄疸或寒战、高热。面黄，目赤，舌红，苔黄厚腻，脉数弦紧。实验室检查有特异性，血象高，B超见胆道异物或炎症。

三、治疗

（一）治则

疏肝理气，解痉止痛。

（二）治法

1. 体现中医整体观，施以疗法的整体调整的治疗手法，疏通脏腑经络气血，增强三焦气化作用，化解病灶，恢复相关脏腑功能与机能。

2. 突出辨证施治，施以通泻之手法，并重点作用于胆囊穴、胆俞、肝俞、膈俞、期门、足三里、章门、中脘、阳陵泉、三焦俞穴。

四、病例

武某，男，47 岁。症见右肋下胆囊区疼痛如绞，上引右肩臂，右下腹压痛明显，并伴有恶心、呕吐、高热、面黄目赤、舌红。经施疗法 1 个疗程，症状全无。

五、体会

临床急则治标，如遇急性发作重点作用以下几处压痛点：足三里下、右胁下、背部七至九胸椎右侧，校正椎体或以内气与外气止痛。缓则治其本，施以杨氏脏腑经络点穴疗法，2 个疗程左右治愈，不再发作。

第二节　肝　炎

肝炎属中医学"胁痛""黄疸""鼓胀""湿阻""虚证""癥积"等范畴。有关资料报道，中国人每十人中有一人患此病，可见临床为常见病、多发病，且病程缠绵，根治颇难，患者常被告之为终身病菌携带者。我们认为，此病可治，但要求医生有高度的责任感与高明的医疗技术，更需要患者的有利配合，临床可归纳为 3 种类型，试述如下。

一、病因病机

中医认为本病多发为情志抑郁，久之郁涩气血，而气滞血瘀，肝主情志，发为肝炎，患者感到胸胁胀闷、气滞不舒或伴有肝区疼痛。

二、辨证分析

1. 肝郁肾虚气滞血瘀型：患者精神抑郁，面色无华，胁痛，乏力，纳差，舌红或绛，苔薄脉弦细。

2. 脾肾阳虚水停湿困型：病初未治，病变发为脾肾阳虚。《黄帝内经》中云："见肝之病，当知传脾，当先实脾。"因脾肾气虚，水湿不化而出现腹胀、腹痛、右上腹疼痛较明显，或有发黄疸或可见蜘蛛痣，并有神疲、腹水、大便烂、尿黄、乏力、纳差，时而欲呕。舌质淡暗，苔白，脉弦细缓。

3. 肝肾阴虚热毒内结型：肝病日久而又恣食肥甘厚味，外感寒湿热毒之邪致瘀血内停，湿热瘀毒之邪郁结于肝，气血为邪毒所壅滞而成脓而发，中医称之为肝痈，现代医学称为肝脓肿。症见神疲，潮热，口干，舌红少苔，脉细数，我们认为后两种类型肝硬化腹水、肝痈不属推拿治疗范畴，故在此只论述第一种类型，包括大三阳、小三阳之急、慢性肝炎的治疗。

三、治疗

（一）治则

疏肝理气，补益脾肾。

（二）治法

1. 体现中医整体观，施以疗法整体调整的治疗方法，疏通相关脏腑经络气血，增强三焦气化作用，化解病灶，恢复相关脏腑正常功能与机能。

2. 突出辨证施治。施以补益之手法，并重点作用于肝俞、阴陵泉、太冲、期门、太溪、三阴交。

四、病例

胡某，女，某副食商场职工，35岁，症见神疲，纳差，精神不佳，经区医院化验检查为大三阳，久治服药效果不佳，病休在家，精神压力大。诊见下肢浮肿，面色萎黄，舌淡暗，舌苔厚腻，脉弦细，诊为肝郁气滞损抑脾肾。施以疗法疏肝理气补益脾肾，3个疗程症状全无，化验三项转阴，继续上班了。

五、体会

我们认为只要辨证明确，施治得法，此病不难治愈，一般根据不同病情3~5个疗程即可痊愈，但需患者的密切配合。我们认为此病一定可治，但的确不要多食肥、腻、甘、酒之品。但可以少用，尤其酒可活血化瘀，每日根据自己的适应程度可少饮0.5~1两，每天必须进行适量身体锻炼，尤其养身内功更有助于身体的恢复，患者一定要克服心理压力，调整好情绪，要有歌声、笑声，克制性生活，以滋养肾阴并有利于健脾。

第八章　妇科病证

第一节　月经不调

《妇科经论》云："妇人有先病而后致经不调者，有因经不调而发生诸病者，如先因病而后月经不调当先治病，病去则经自调；若因经不调而后生病，当先调经，经调则病自除。"论述了妇人月经不调的规律，我们应守之，月经不调有三，逐一论之。

一、月经先期

月经经常提前7天以上者谓之先期。

（一）病因病机

本病主要是因血热妄行和气虚不固所致。

1. 血热：平素体内蕴热，或阴虚阳亢，或因精神因素，肝郁化火，使冲任受损，迫血妄行而发。

2. 气虚：劳倦过度，饮食失调，以致脾虚中气不足，不能统血而发。

（二）诊断分析

1. 血热：症见月经先期，量多，色深红或紫红加血块，质浊，心烦胸闷，舌红苔黄，脉滑数有力，腹诊小腹虚热病灶。

2. 气虚：症见月经先期，量多，色淡红，质稀薄，肢体倦怠，心悸气短，小腹有空坠感，面色㿠白，舌质淡，脉虚大无力，腹诊小腹虚弱病灶。

（三）治疗

1. 治则

（1）血热：清热凉血。

（2）气虚：补气摄血。

2. 治法：

（1）体现中医整体观，施以疗法整体调整的治疗手法，疏通相关脏腑经络气血，增强三焦气化作用，化解病灶，恢复相关脏腑正常功能与机能。

（2）突出辨证施治，针对不同症型运用或清热或补虚手法，以解病灶。

①血热：施以清散之手法，重点作用于关元、中极、归来、水道穴。

②气虚：施以补益之手法，重点作用于关元、神阙、命门、中极、曲骨、气海、冲门穴。

（四）病例

孙某，女，43 岁。症见月经先期，行经 10 天以上，量多，有血块，心烦胸闷，舌红，少苔，脉滑数有力。经施疗法 2 个疗程，经期正常。

（五）体会

本病与饮食、情绪和房事有很密切的联系，因而血热患者要嘱其少食辛辣、肥甘之品。气虚患者要嘱其调整情绪与节制房事，配合治疗，据不同病情一般 1~2 个疗程即可治愈。

二、月经后期

连续两次月经周期 40 天以上者，称为月经后期，如偶然一次又恢复正常不称月经后期。

（一）病因病机

主要是气血运行不畅，或营血不足，血海不能按时溢盈，因而月经后期，临床常见病因有：

1. 血寒：经期过食生冷，冒雨涉水或感受寒凉，寒邪乘虚侵袭，客于胞中，影响冲任，血为寒凝，经脉不畅，以致经行后期。

2. 血虚：因久病大病，产后失血或慢性失血，以致冲任不足，经行后期。

3. 气滞：由于精神因素，导致气血运行阻滞，而经行后期。

（二）诊断分析

1. 血寒：症见月经后期，色暗红而量少，小腹疼痛，得温则舒，肢冷畏寒，面色苍白，舌淡，苔薄白，脉沉紧，腹诊见腹中寒凝病灶。

2. 血虚型：症见月经后期，色淡，量少，小腹疼痛，面色萎黄，身体消瘦，头晕心悸，舌淡少苔，脉虚弱，腹诊心下痞硬病灶。

3. 气滞：症见月经后期，量少，色正常或暗红有块，少腹胀痛，胸闷不舒，乳胀胁痛，舌质暗红，苔薄黄，脉弦涩，腹诊小腹凝滞病灶。

（三）治疗

1. 治则
（1）血寒：温经散寒。
（2）血虚：养血补虚。
（3）气滞：行气开郁。

2. 治法
（1）体现中医整体观，施以疗法整体调整的治疗手法，疏通脏腑经络气血，增强三焦气化作用，化解病灶，恢复相关脏腑正常功能与机能。

（2）突出辨证施治。①血寒者以温通散结手法，并重点作用于神阙、关元、中极、归来、冲门、八髎穴。②血虚者，施以补益手法，并重点作用于血海、关元、神门、气冲、归来、水道、足三里、八髎穴。③气滞者，施以通泻之手法，并重点作用于章门、中脘、大包、天突、百会、带脉、长强穴。

（四）病例

王某，女，36岁，症见月经后期，45天一行，色暗红而量少，小腹疼痛，肢冷畏寒，面色苍白，舌绛，苔薄白，脉沉迟。诊为血寒型经行后期，经施疗法1个疗程痊愈。

（五）体会

经行后期，临床多见血寒与气滞综合为患，过去以劳动妇女多见，尤以水田劳动女性为多见，现代以青年女性多见，贪食生冷，穿衣不能应时，尤其年轻一代不太成熟，任性、骄横，情绪因素的郁滞，气血与寒作用一起形成病灶。实施疗法，视不同病情1～2个疗程即愈，治疗同时嘱患者调整好情绪，学会适应社会，减少不开心。

三、经行不定期

月经不按期如潮，先后不定，称经行不定期。

（一）病因病机

本病的发病原因，主要是气血不调，冲任功能紊乱，以致血海蓄溢失常，临床以肝郁肾虚多见。

1. 肝郁：肝主疏泄，喜条达，抑郁恼怒可引起肝气郁滞郁结，精神刺激可致肝气逆乱，血随气行，气乱则血乱，血海则蓄溢失常，故月经周期先后不定。

2. 肾虚：素体虚弱，肾气不足，或因房事过度，冲任受损，以致肾气不守，闭藏失司，血海不宁，月经不能定期如潮。

（二）诊断分析

1. 肝郁：症见经期先后不定，行而不畅，量多少不定，无块，色质如常，胸闷不舒，乳、胁及少腹胀痛，舌质暗红，脉弦，腹诊见胁下小腹病灶。

2. 肾虚：症见经期先后不定，量少，色淡质清，小腹空坠，伴有头晕、耳鸣、腰部酸痛，舌淡苔薄，脉沉弱，腹诊见小腹病灶。

（三）治疗

1. 治则

（1）肝郁：疏肝理郁，和血调经。

（2）肾虚：调理冲任，补益肾气。

2. 治法

（1）体现中医整体观，施以疗法整体调整的治疗手法，疏通脏腑经络气血，增强三焦气化作用，化解病灶，恢复相关脏腑正常功能与机能。

（2）突出辨证施治。①肝郁者，施以通泻之手法，重点作用于风市、肝俞、章门、三阴交、阴陵泉、血海穴。②肾虚者，施以补益手法，并重点作用于肾俞、中脘、关元、长强、中极、血海、水泉、带脉穴。

（四）病例

广东陈某，女，31岁，症见经期先后不定，量少，色淡质清，小腹空坠，伴有头晕、头疼、耳鸣、腰膝酸软，舌淡苔薄，脉沉弱。诊为肾虚型病症，经施疗法2个疗程，行经正常。

（五）体会

视不同病情，一般施以疗法1～2个疗程即可如期来潮。治疗当中，应嘱患者调节好情绪或节制房事，临床多见两型并发，应解郁滞实肾气，血海得宁，此病愈矣。

第二节　痛　经

痛经，是指妇女在经期前后，出现小腹剧烈疼痛，影响工作、学习、生活的疾患。临床上，痛经可分原发性与继发性两种：原发性痛经多见年轻妇女，与自主神经紊乱，子宫痉挛性收缩有关，亦可因子宫发育不良、子宫颈狭窄、子宫过度屈曲等，影响经血畅行而致；继发性疼痛，常继发于生殖器官器质性病变，如炎症、子宫肌瘤或子宫内膜异位等。

一、病因病机

痛经主要是气血运行不畅，不通则痛，原因如下：

1. 气血凝或有瘀血，久积而痛。
2. 内伤七情，以致郁结，不行而痛。
3. 素日不注意寒凉，风冷客于冲任而痛。
4. 经水临行，误食冷物，寒滞于经水而痛。

二、诊断分析

本病亦有虚实寒热，张景岳云："实痛多痛于未行之前，经通则痛自减；虚痛者痛于经行之后，血走而痛未止，或血走痛益甚。"临床见，按之痛甚者为实，按之痛减者为虚，得热痛减者为寒，痛甚于胀者为血瘀，胀甚于痛者为气滞。

1. 气滞血瘀：症见经前或经期小腹胀痛，下坠，拒按，经量少或经行不畅，经色紫暗有血块，块下痛减，经前乳房胀痛，经期头痛或偏头痛，舌质暗紫或有斑点，脉沉弦或沉涩，腹诊见凝滞病灶。

2. 寒湿凝滞：症见经前或行经中，小腹疼痛而冷，得热病减，经量少，色暗红或紫，混有血块，苔白润或腻，脉沉紧，腹诊见寒凝病灶。

3. 气血虚弱：症见经前或经后，小腹绵绵作痛，按之痛减，月经量少，色淡，质稀薄，精神倦怠，言语低微，面色苍白，舌质淡，脉虚细，腹诊见腹软病灶。

三、治疗

（一）治则

1. 气滞血瘀：行气活血，祛瘀止痛。
2. 寒湿凝滞：散寒利湿，温通血脉。
3. 气血虚弱：调理脾肾，补益气血。

（二）治疗

1. 体现中医整体观，施以疗法整体调整的治疗手法，疏通相关脏腑经络气血，增强三焦气化作用，化解病灶，恢复相关脏腑正常功能与机能。

2. 突出辨证施治。①气滞血瘀者，施以通散手法，并重点作用于气海、肝俞、章门穴。②寒湿凝滞者，施以温通之手法，并重点作用于气冲、关元、三阴交、血海穴。③气血虚弱者，施以补益手法，并重点作用于大包、中脘、关元、中极、脾俞、肾俞穴。

四、病例

患者，女，39岁，痛经拒按，得热痛减，经量少，色暗红有块，脉沉弦紧，舌暗紫斑点，苔白腻，腹诊见寒凝病灶。诊为气滞血瘀、寒湿凝滞并发，施术疗法，2个疗程痊愈。

五、体会

临床，气滞血瘀与寒湿凝滞并发多见于青年妇女，为原发性痛经。气血虚弱，多见于中年妇女，为继发性痛经。施术杨氏疗法，视不同病情一般1～2个疗程即可痊愈，临床嘱患者，调整好情绪，少食寒冷饮食。

第三节 闭 经

闭经，即十八九岁女性，月经尚未来潮，或已有月经又停止3个周期以上者称为闭经，前者为原发性闭经，后者称继发性闭经。未婚女子闭经，古人称室女闭经。

一、病因病机

现代医学认为，维持妇女正常月经，中枢神经系统、垂体前叶、卵巢和子宫之间的功能必须互相协调，如某一环节发生病变或紊乱，均会引起月经失调或闭经。

　　中医学根据闭经的原因分虚实两类，虚者多为阴血亏虚，血海空虚，无血可下，或肝肾两亏，经血不足。实者多因气血瘀滞，瘀血内阻，胞脉不通，血不下行。总之，这些因素是通过机体病变形成病灶，导致脏腑功能障碍。气血不足，冲任失调，造成闭经，临床辨证分类如下：

　　1. 肝肾不足：由于机体发育不良，肾气虚衰，天癸未充，或多产、房劳，肝肾受损，经血不足，冲任失养而发。

　　2. 气血虚弱：大量失血，或久病之后，或产后血枯，血海空虚，冲任失调而发。

　　3. 痰湿内阻：《妇科切要》云："肥人经闭，必是湿痰与脂膜壅塞之故。"因为肥胖之人多痰多湿，经络受阻，胞脉不通而发。

　　4. 气滞血瘀：情志不舒，肝气郁结，气机不利，血瘀不行，或行经期感受风寒，或过食生冷及寒凉药物，寒气客于血室，血凝不利，瘀阻冲任而发。

二、诊断分析

　　1. 肝肾不足：症见月经初潮较迟，行后又出现闭经，面色晦暗，腰膝酸软，头晕耳鸣，舌质淡暗，脉细弱，腹诊见网状病灶。

　　2. 气血虚弱：症见月经量少，色淡而渐至闭经，面色萎黄，神疲乏力，四肢不温，头晕心悸，气短声低，食欲不振，或腹胀便溏，唇舌色淡，脉细弱无力，腹诊见瘀滞病灶。

　　3. 气滞血瘀：症见月经数月不行，小腹胀痛，精神抑郁，胸胁胀痛，舌质紫暗，或边有瘀点，脉沉涩或沉弦，腹诊见瘀滞病灶。

　　4. 痰湿阻滞：症见月经停闭，形体肥胖，胸闷欲呕，神疲倦怠，带下量多，苔白腻，脉滑，腹诊见上腹病灶。

三、治疗

（一）治则

　　1. 肝肾不足：补益肝肾，养血调经。

　　2. 气血虚弱：益气扶脾，养血通经。

3. 气滞血瘀：活血祛瘀，理气通经。

4. 痰湿阻滞：行气化痰，健脾燥湿。

（二）治法

1. 体现中医整体观，施以疗法整体调整的治疗手法，疏通相关脏腑经络气血，增强三焦气化作用，化解病灶，恢复相关脏腑正常功能与机能。

2. 突出辨证施治。①肝肾不足者，施以补益手法，并重点作用于肝俞、肾俞、血海、关元、中极、水泉、气冲、三阴交穴。②气滞血瘀者，施以通散之手法，并重点作用于气冲、三阴交穴。③痰湿阻滞者，施以清散之手法，并重点作用于肩井穴。④气血虚弱者，施以通用之手法，重点作用于气海、关元穴。

四、病例

吴某，女，26 岁，12 岁初潮后，3~4 个月行经一次，精神抑郁，胸胁胀痛，舌质紫暗，边有瘀点，脉沉弦紧。腹诊见寒性瘀滞病灶，诊为气滞血瘀夹寒型，施以疗法 2 个疗程，行经正常无疼痛。

五、体会

此病临床实证为多，尤以气滞血瘀夹寒较为多见，施以杨氏疗法，视不同病情，一般 1~2 个疗程即可痊愈。

第四节　慢性盆腔炎

慢性盆腔炎是指盆腔内，生殖器官与盆腔结缔组织发生炎性病变，并由急性炎症因治疗不当而转为慢性，中医学中的"癥瘕""痛经""带下""月经不调"等所述某些症状与之相似，疗法对此病有较好的疗效。

一、病因病机

月经期间或产后洗涤用具不洁，外感寒邪或过食生冷成为本病之病因，中医学认为，本病主要是湿热瘀结或寒凝气滞而发。

二、诊断分析

1. 湿热瘀结：症见时有低热，腰部酸痛，下腹疼痛或压痛，可摸到条索状病灶，经行或劳累加重，胸闷不舒，纳差，口干不欲饮，常经行先期，量多，尿黄而少，大便秘结，舌质红，苔薄黄腻，脉弦数或濡数，腹诊见条索病灶。

2. 寒凝气滞：症见小腹隐隐作痛，坠胀而冷，得温则减，腰骶酸痛，月经后期，劳累后加重，经期乳房疼痛，经期延长或量少，色紫有血块，舌质淡或有瘀点，苔白腻，脉沉迟，腹诊见小腹硬结病灶。

三、治疗

（一）治则

1. 湿热瘀结：清利湿热，活血化瘀。
2. 寒凝气滞：温经散寒，行气活血。

（二）治疗

1. 体现中医整体观，施以疗法整体调整的治疗手法，疏通相关脏腑经络气血，增强三焦气化作用，化解病灶，恢复相关脏腑正常功能与机能。

2. 突出辨证施治。①湿热瘀结者，施以清散手法并重点作用于大椎、合谷穴。②寒凝气滞者，施以温通手法并重点作用于气冲、关元穴。

四、病例

刘某，女，38 岁，症见时有低热，腰部酸痛，胸闷不舒，纳差，口干不欲饮，常经行先期，量多，尿黄而少，大便秘结，舌质红，脉弦数。诊为湿热郁结型盆腔炎，经施疗法 2 个疗程症状全无。

五、体会

临床观察慢性盆腔炎病因有二：一为湿热，二为寒凝气滞，均表现单独发病，实施疗法一般 1～2 个疗程可痊愈，嘱患者配合，注意调整寒热。

第五节　不孕症

女子结婚同床 2 年以上，配偶健康，未采取避孕措施，而没有受孕，或生育一二胎后又数年未孕，称为不孕。不孕的原因有二：①属先天生理缺陷；②为后天病理变化。此文论述后天不孕。

一、病因病机

1. 肾虚：肾气不足，精亏血少，血海空虚，月经量少，胞宫失于温煦，故不能摄精成孕；肾阳虚损，命门火衰，失于温煦，故面色晦暗，精神疲惫，腰酸膝软；肾司二便，虚则不能制约膀胱，故小便清长；肾阳衰微，故舌淡，苔白润，脉沉迟。

2. 血虚：阴血不足，冲任失养，故无子，血虚不足以荣养全身，故面色萎黄，形体消瘦，头晕目眩；血海不足，故经期退后而量少，血虚不易化赤，故经色淡，舌淡，脉沉细。

3. 痰湿：肥人多痰湿，痰湿壅盛，则形体肥胖，湿痰壅滞气机，躯脂阻塞胞宫，故多年未孕，痰湿内阻，升降失司，清阳不利，故头晕心悸，脾虚气弱，故面色㿠白，脾虚湿滞，湿浊下注，故白带黏稠而多，痰湿内蕴，故苔厚腻，脉滑。

4. 肝郁：情志不舒，肝失条达，气血不和，冲任失养，故多年未孕，肝郁气滞，肝经循乳房，故经前乳胀，行经量少，抑郁不乐，沉默寡言；肝失疏泄，故经期愆期量少；肝郁化火，故舌红，苔白微腻；郁逆日久，耗阴散血，肝失所养，故难成孕。

二、诊断分析

1. 肾虚：症见婚久不孕，月经量少，面色晦暗，精神疲惫，腰膝酸软，小便清长，苔白而润，脉沉迟。

2. 血虚：症见婚后无子，月经量少，色淡，周期延后，面色萎黄，形体衰弱，神疲力倦，头晕目眩，舌淡，苔薄，脉沉细。

3. 痰湿：婚后多年无子，形体肥胖，面色㿠白，头晕心悸，白带黏稠而多，苔白腻，脉滑。

4. 肝郁：症见多年不孕，月经愆期量少，经前乳房胀甚，性素沉默，抑郁不欢，舌红，苔微腻，脉弦。

三、治疗

（一）治则

1. 肾虚：温补肾阳，化血行经。
2. 血虚：滋阴养血，化血行经。
3. 痰湿：利湿祛痰，化血行经。
4. 肝郁：疏肝理气，化血行经。

（二）治法

1. 体现中医整体观，施以疗法整体的调整手法，疏通相关脏腑经络气血，增强三焦气化作用，化解病灶，恢复相关脏腑正常功能与机能。

2. 突出辨证施治。①肾虚者施以温补手法，重点作用于右肾俞、关元、涌泉、神阙穴。②血虚者施以补益阴血之手法，重点作用于血海、关元、归来穴。③痰湿者施以清泻手法，重点作用于大包、中脘、脾俞、足三里穴。④肝郁者施以通合之手法，重点作用于肝俞、肾俞、冲门、气冲、期门穴。

四、病例

武某，女，32岁，多年不孕，属肝郁痰湿综合型，腹部严重瘀滞病灶，舌红，苔白腻，脉弦滑。经施疗法3个疗程，3个月后受孕，后生一子。

五、体会

疗法依据中医理论，辨证施治，整体调治，调治此症有独特的疗效，一般需2~4个疗程的调治。临床近代肾虚、血虚较少见，肝郁涩痰湿凝综合征较为多见，临床见多年形成病灶者，经许多高明专家施药无效，最后通过疗法治疗得以化解病灶，痊愈而孕。

第六节 癥瘕（囊肿）

癥瘕，西医称为囊肿，一般分为阴道囊肿、子宫囊肿、卵巢囊肿。卵巢囊肿又分为卵巢冠囊肿、卵巢滤泡囊肿、卵巢黄体囊肿、卵巢巧克力囊肿、输卵管卵巢囊肿等，一般认为是内分泌失调或异物、残渣积存而发。

一、病因病机

囊肿中医称为癥瘕，认为是气机失调、气滞血瘀而成。此症有两种病因，一为气滞，人们日常生活中，受不良情绪影响，气机受阻、郁涩聚结而成气结，随后体液凝聚出现量变、质变。二为寒凝，人们因情绪出现气滞、气结，如有寒邪外侵加速病变为囊肿——肌瘤。囊肿内聚物初期为稀状液态物，随着病变日久，可变为稠状液态物质，如日久不愈病变形成脂肪物质，即被医学称为瘤，如各种肌瘤。此类疾病转变规律为气滞→气结→囊肿→肌瘤→良性肌瘤→恶性肌瘤，此症囊肿期是转化的关键时期，如在此期再遇寒凝，就会逐步病变为脂肪化→肌瘤→恶性肌瘤，所以在囊肿前期—气结—气滞阶段容易治疗。囊肿后期—肌瘤期阶段，增加了治疗难度。

二、辨证分析

症见下腹痛，乳胀，舌暗红，瘀斑，苔白，脉弦涩。

三、治疗

（一）治则

行气化瘀，祛寒消积。

（二）治法

1. 体现中医整体观，施以疗法整体调整的治疗手法，疏通相关脏腑经络气血，增强三焦气化作用，化解病灶，恢复相关脏腑正常功能与机能。

2. 突出辨证施治，施以温通之手法，并重点作用于关元、中极、气户、归来、曲骨、章门、阴陵泉、涌泉、梁门、天枢穴。

四、病例

女，36 岁，某餐厅服务员，自觉腹痛，痛经，乳胀，经某医院窥视镜检查 6.0×4.5 子宫囊肿，舌暗红，瘀斑，苔白，脉弦涩。经施疗法治疗 6 次，复查囊肿消失，为巩固疗效治疗 1 个疗程，症状全无。

五、体会

由气滞病变为气结，为囊肿，就是人们所说的亚健康状态，由囊肿病变为肌瘤再病变为恶性肿瘤，均是有器质性病变，属不健康状态，虽然能治疗，但增加了治疗难度，且对身体已造成了伤害。所以应早发现，早治疗，把疾病消灭在萌芽状态。写到此，我不禁想起韩国亚太校务总长李太一先生，师父为其诊病时他讲："我一觉得身体不舒服，就来中国找中医诊断、调治。如找西医检查出疾病，已形成器质性病变，就已经造成对身体的损害，中医能在未形成器质性病变前，诊查出病因，及时解除病因，不会再继续病变。"

中医的特色是治未病，未形成病的病，也就是现代提出的亚健康状态，尤其女同志经常看看高明的中医是保护身体健康较好的方法。

第九章　儿科病证

第一节　疳　积

疳积，也称疳症，是指小儿消化不良，小儿饮食失调，喂养不足，或脾胃虚损，运化失宣，不能将水谷化为精微而输布全身，以致气血耗损，形体消瘦，毛发枯憔，或腹部膨大，青筋暴露，体力虚衰，缠绵难愈，精神委顿，并常伴有消化功能紊乱，现代医学称为营养不良综合征。疳积多见于3岁以下乳幼儿，因之3岁以下的小儿，体重比同龄的正常小儿减轻35%以上可属本症。

一、病因病机

1. 饮食不节，脾胃受伤。《医学正传》云："数食肥令人内热，数食甘令人中满，盖其病因肥甘所致，故名曰'疳'，若施襁褓中之孺子……乳哺未息……遂令恣食肥甘，与夫瓜果生冷……渐成积滞胶固……而诸疳之症作矣。"

2. 喂养不当，营养失调，母乳不足或忌口过甚，喂养习惯不良，均可导致营养缺乏，渐成疳症。

3. 小儿体气素亏，先天不足，脾胃虚弱，后天调养不利，或患急慢性疾病，治疗护理不当，迁延日久，均能损伤脾胃，渐成气血虚弱之疳症。

二、诊断分析

1. 脾胃虚弱：症见形体消瘦，肌肉松弛，腹如舟状，按之无物，食欲不振，大便稀溏或不消化，或兼吐泻、啼哭、烦躁或精神萎靡，舌淡苔白，指纹淡，脉弱，腹诊见脐上病灶。

2. 脾虚积滞，症见面色无华，形体羸瘦，皮毛枯槁，困倦善卧，脘腹胀满拒按，夜卧不安，五心烦热，口臭磨牙，实则呕吐，大便酸臭，小便黄浊或如米泔，舌苔厚腻，脉细无力，腹诊多见上腹病灶。

3. 气血虚弱：症见头大颈细，臀部大腿肌肉萎缩，皮肤干燥，弹性消失，面呈"小老头"状，皮色苍白或灰暗，毛发枯槁并稀疏，精神萎靡或不安，啼声无，四肢不温，有时伴有吐泻，舌质淡，苔少而干，脉沉细无力，指纹浮露、细，色淡，腹诊见上腹病灶。

三、治疗

（一）治则

1. 脾胃虚弱：补脾健胃。
2. 脾虚积滞：消积健脾。
3. 气血虚弱：健脾益胃，补气养血。

（二）治法

1. 体现中医整体观，施以疗法整体调整的治疗手法，疏通相关脏腑经络气血，增强三焦气化作用，化解病灶，恢复相关脏腑正常功能与机能。

2. 突出辨证施治。①脾胃虚弱者，施以补益之手法，并重点作用于中脘、脾俞、胃俞、梁门、天枢、足三里穴，如呕吐加内关、外关穴。②脾虚积滞者，施以削泻手法，重点作用于中脘、脾俞、胃俞、足三里、巨阙、幽门、梁门、天枢穴。③气血虚弱者，施以补益手法，并重点作用于中脘、大包、脾俞、肾俞、天枢、命门、足三里、气海、血海穴。

四、病例

王某，男，7 岁，症见面色萎暗，目光呆滞，身体瘦小，腹部癥起，脉象沉弱，舌苔厚腻，诊为小儿疳疾。4 年前，经当地医院诊为小儿消化不良症，或疳积症，经多年医治疗效不理想。经施以杨氏脏腑经络点穴疗法治疗 5 次后，食欲开始增加，1 个疗程后面色开始红润，2

个疗程后小儿体重增加 3kg，精神饱满、健康活泼。

五、体会

现代医学认为，小儿的机体正在不断地生长发育，需要多种营养物质，这不仅是为了代谢的消耗，更重要的是为人生长发育的需要，如果长期缺乏足够的营养物质，可以引起全身组织脏器一定程度的萎缩，出现脏器功能的减退，如中枢神经系统兴奋性下降，呈抑制状态，消化系统消化酶分泌减少，消化机能降低，肠胃运动功能不稳定，蠕动减慢或增强，新陈代谢失常，代谢率降低，血浆蛋白总量逐渐减少，血浆蛋白降低到一定程度可出现水肿，循环系统功能低下，心搏出量减少，血压较低，毛细血管渗透性增加，可出现瘀点，免疫功能低下，抵抗力差，容易并发各种疾病，其他系统的功能也都因之降低，可谓研究得太深入了，可论述这么多是果而不是因，而且没有能力治疗此症，真正的因是什么？是内因，先天不足，或后天不足，即肝肾心血虚弱与脾胃经络气血虚弱，或加外因，偏食或食生冷肥甘，施以疗法 1～2 个疗程，患儿健康生长发育。

第二节　惊　风

惊风又称惊厥。惊，是惊恐不安；风，指的是抽风。惊与风常同时出现，临床上有慢惊风与急惊风之说，以抽、搦、掣、颤、反、引、窜、视八大症为特征。

一、病因病机

小儿为稚阳之体，脏腑娇嫩，精气未充，体质易虚、易实、易寒、易热。

1. 急惊风：多因小儿体属纯阳，由于外感风寒，循经入里，郁极化热生火，引动肝风；或因乳食不节，脾胃受伤，水液运化失常，凝结成痰，积痰生热，引动肝风；或因内有痰热，又受惊恐而成。

2. 慢惊风（重症为慢脾风）：多因小儿稚阳之体禀赋不足，或病后体虚，或吐泻日久，或过食生冷、寒凉，致脾阳受损，肝风内动而起。

另外急惊风日久不愈，亦可使证转虚寒，成为慢惊风。

二、诊断分析

1. 急惊风：症见状热昏迷，两目上窜，口噤不开，惊恐不安，痰涎壅溢，四肢抽搐，角弓反张，面色青紫，甚则两便失禁，脉数，指纹青紫，腹诊见硬结病灶。

2. 慢惊风：症见起病缓慢，面色苍白，或青暗，嗜睡无神，睡卧露睛，时出虚汗，手足抽搐无力，时作时止，口鼻气冷，四肢不温，甚至厥冷，舌淡脉细，指纹色淡，腹诊见小腹病灶。

三、治疗

（一）治则

1. 急惊风：清热开窍，除痰，息风镇惊。
2. 慢惊风：温补脾胃，回阳救逆。

（二）治法

1. 体现中医整体观，施以疗法整体调整的治疗手法，疏通相关脏腑经络气血，增强三焦气化作用，化解病灶，恢复相关脏腑正常功能与机能。

2. 突出辨证施治。①急惊风者，施以清补手法，重点作用于人中、百会、合谷、内关、外关、肩井、太冲、涌泉。②慢惊风者，施以温补之法，并重点作用于百会、太冲、合谷、内关、外关、劳宫。

四、病例

冯某，11岁，急惊风，头向一侧抽搐，脉数弦，舌绛，苔滑腻，伴有点状牛皮癣，北京两所著名医院医治疗效不理想，经人介绍求治，实施杨氏疗法1个疗程痊愈，牛皮癣同时消失。

五、体会

治疗小儿惊风可以说是中医学的传统项目，小儿惊风多是因为惊吓不治，内热入心包成风，再不治，转慢惊风，出现八症（见《医宗金鉴》惊风八候）而亡。现代医学认为是中枢神经功能紊乱，药物治疗效果很不理想，疗法治疗视不同病情一般 2～10 个疗程即可痊愈。

第三节　小儿夜啼

小儿白天如常，逢夜晚呈间歇性啼哭，通宵达旦，称为夜啼。小儿夜啼并非均是有病，首先要从护理上找原因，如饥饿、闷热、虫咬、尿布湿浸、包扎过紧、断乳以及疮痒、伤食等，均可引起夜啼。推拿疗法是针对这些原因以外，因脾寒、心热、惊恐所致的病症。因小儿没有语言交流，所以小儿啼哭是表达不舒适、病痛的意愿信号，另小儿啼哭是一种运动形式，所以适当的小儿啼哭是有益的。

一、病因病机

临床总结病因病机有三：一为日受寒冷，客于脾。二为心火过盛，内热不安。三为日受惊吓而发。

二、诊断分析

1. 脾寒型：症见啼哭声软，面白气冷，四肢厥冷，遇温能止，腹诊见上腹病灶。

2. 心热型：症见穿衣太厚，过热升火攻心，面红心烦，见光啼甚，哭声高昂，腹诊见心下病灶。

3. 惊吓型：症见日受惊吓，面色晦暗，身热嗜睡，不欲见人，闻声即惊，常于梦中惊醒而啼，囟门窝陷，腹诊见脐部病灶。

三、治疗

（一）治则

1. 脾寒：温中健脾。

2. 心热：清热宁神。

3. 惊吓：镇静安神。

（二）治法

1. 体现中医整体观，施以疗法整体调整的治疗手法，疏通相关脏腑经络气血，增强三焦气化作用，化解病灶，恢复相关脏腑正常功能与机能。

2. 突出辨证施治。①脾寒者，施以温通手法，并重点作用于劳宫、内关、外关、涌泉、胆俞、足三里。②心热者，施以清散手法，并重点作用于内关、外关、涌泉、劳宫。③惊吓者，施以汗合手法，并重点作用于劳宫、涌泉、四神聪。

四、病例

小儿，刘某，男，2 周岁，夜啼不安，常惊醒，身热嗜睡，囟门窝陷，诊为惊吓而啼，内功注入百会，第二天即愈。

五、体会

小儿夜啼施以疗法 1 个疗程即愈，但一定要嘱家长做好配合，回避寒热，精心护理，尤其惊吓症，小儿遇惊，阴阳严重失衡，阴虚而阳盛，发热、无神、嗜睡，内功者施以功法，阴阳得以平衡，心神得宁，而夜不再啼，如不治有可能转为慢性惊风之病症。

第四节　小儿遗尿症

小儿遗尿症是指小儿年满 3 周岁，无外界因素，仍然发生遗尿者，3 岁以内小儿或因白天嬉戏过度或夜间偶有遗尿，不属病态。

一、病因病机

1. 中医学认为，肾司二便，肾气不足，气化功能低弱，不能制约水道。

2. 肾上连于脾，脾气虚则上不制下，气虚不摄，水道不束而发。

二、诊断分析

1. 肾虚遗尿：症见小便不能自制，伴有头晕腰酸，四肢厥冷，大便稀溏，舌淡，脉弱，指纹淡，腹诊见虚弱病灶。

2. 脾虚遗尿：小便频数或失禁，肌瘦唇白，肢倦神疲，苔薄，脉弱，指纹淡，腹诊见右腹病灶。

三、治疗

（一）治则

1. 肾虚遗尿：益肾固尿。
2. 脾虚遗尿：健脾补气举陷。

（二）治法

1. 体现中医整体观，施以疗法整体调治的治疗手法，疏通相关脏腑经络气血，增强三焦气化作用，化解病灶，恢复相关脏腑正常功能与机能。

2. 突出辨证施治。①肾虚者，施以补益固涩手法，并重点作用于命门、肾俞、三阴交、水泉、涌泉、长强。②脾虚者，施以补升举陷手法，并重点作用于脾俞、天枢、水泉、涌泉。

四、病例

马某，男，8 岁，患小儿夜间遗尿症 8 年，多处求医治疗效果不明显，症见患儿面色萎暗，脉沉缓，舌淡苔白腻。症属脾肾虚寒，经施杨氏脏腑经络点穴疗法治疗 7 次后，遗尿次数减少，2 个疗程后再无夜间遗尿。

五、体会

施用疗法，治疗小儿遗尿有较好的疗效，因实施的整体调治，不仅解决脾肾功能与机能，而且全面改善小儿体质和精神状态与脏腑机能，精神状态可直接影响到排尿神经系统的信息信号。另外，嘱家长注意配合，摸清遗尿规律，晚睡前排尿，培养孩子排尿习惯。

第五节　小儿麻痹后遗症

小儿麻痹后遗症属中医痿证，中西医有不同认识。

一、病因病机

现代医学认为，本病是由脊髓灰质炎病毒经消化道侵犯脊髓前角细胞，引起相应肌组弛缓性麻痹，一般以下肢瘫痪为多见。

中医学认为，本病系风毒湿热之邪入口鼻侵犯肺胃，蕴积成热，壅阻经络，气血失和，筋骨失养，肝肾虚损，导致大筋软短，小筋弛长而瘫痪，若热毒过盛，病邪内陷心肺，继扰心包，可致清窍阻塞，出现危重症状。

二、诊断分析

临床可见身体不同部位出现症状，如有上肢瘫、下肢瘫、面瘫、项肌瘫、腹肌瘫，但不论哪种，总的治疗原则为温通气血，强健筋骨。

三、治疗

（一）治则

温通经络气血，强健筋骨。

（二）治法

1. 体现中医整体观，施以疗法整体调整的治疗手法，疏通相关脏腑经络气血，增强三焦气化作用，化解病灶，恢复相关脏腑正常功能与机能。

2. 突出辨证施治。①下肢瘫者，施以温通松解之手法，重点作用下肢运动类手法，并重点作用于环跳、气冲、委中、阴陵泉、涌泉、足三里、膝眼、脐中、神门。②上肢瘫者，施以温通松解之手法及上肢运动类手法，并重点作用于肩髃、肩井、肩宗、肩贞、肩前、肩后、极泉、风池、少海、三里、解溪、劳宫、膻中、冲门。③项肌瘫者，施以温通松解之手法及颈椎疗法，并重点作用于百会、风府、风池、肩井、合谷、膻中、冲门。④腹肌瘫者，施以温通松解之手法及腹部推拿手法，并重点作用于膈俞、命门、足三里、中脘、中极、膻中、神门。⑤面瘫者，参考面神经麻痹治疗方法。

四、病例

申某，女，12 岁，患小儿麻痹后遗症，多处求治，效果不明显，形成舞蹈步，症见语言不利，舌淡苔白滑，脉沉涩，下肢痛，经疗法治疗 10 个疗程痊愈。

五、体会

施用疗法治疗此病有较好的效果，一定要认识到，邪陷心肺，继淫心包，继而影响三焦气化，所现五症均系三焦脏腑经络之变，所以，必调整脏腑气血，才能除体表之痿痹。治疗此病，不能急于求成，因病情转变缓慢，视不同病情，一般需 3～15 个疗程方可治愈。

第六节　小儿抽动——秽语综合征

一、病因病机

小儿抽动—秽语综合征临床症见：眨眼、挤眉弄眼、张口努嘴、做怪样、点头、摇头、扭脖，继而挺胸、扭腰、鼓肚、携手、捏指、举臂、跷脚等从上向下发展的怪异、抽动动作，并见频频吼叫、口出秽语或如犬吠，或喉中有痰、干咳、随地吐痰，学龄前儿童多见，男多于女。脑电图、脑 CT 检查常为阴性，但 24 小时尿多巴胺排泄常增加。现代医学对病因认识不明，有人认为可能与遗传有关，有人认为有脑器质性病变，可能是多巴胺神经元功能亢进所致，还有人认为精神因素与本病的发作有关。西医常用氟哌啶醇等多巴胺受体阻滞剂治疗（一般从小剂量开始逐渐加量至控制症状为最佳量），疗程需 1～4 年，虽有疗效，但有一定的不良反应，所以，治疗方法不理想。

二、诊断分析

抽动—秽语综合征，属于中医"肝风""瘛疭""筋惕肉跳""痉病""慢惊风"等病症范畴。"风胜则动"，风动则火生，火盛则风动，风火相煽，则熏灼津液，为痰而上壅，痰壅则气逆，气逆则窍闭。因风生火，因火生痰，因痰而生风，风、火、痰窜动，引发抽搐、瘛疭，顽痰作祟，痰阻气道，则喉间痰鸣、怪叫。上实下虚，阴阳失衡，小儿常阳有余，阴不足。肝常有余，肾常不足。一旦风痰鼓动，往往阳亢无制，出现刚燥掣动。肝风易化火，木火刑金，则出现金鸣异常，形声异常。尤其肺为娇脏，卫外不固，感受外风，亦能引动内风，而加重病情。本病实源于胆，胆阳虚则风动于肝，厥阴与少阳相表里，肝风源于胆阳虚，病发于肝肺，风痰鼓动，横蹿于经络，形成阴阳失调，阳亢有余，阴静不足，动静平衡失调。所以应疏肝调肺，祛痰通络，平衡阴阳，阴平阳秘，即肝平、胆秘，精神乃治。此病初期，肝亢风动，痰火扰神。后期，病变日久为虚，脾虚肝亢，胆阳虚风动。

三、治疗

（一）治则

初期：泻肝涤痰，息风安神。后期：疏肝健脾，潜阳息风。

（二）治法

1. 体现中医整体观，施以疗法整体调整的治疗手法，疏通相关脏腑经络气血，增强三焦气化作用，化解病灶，恢复相关脏腑功能与机能。

2. 突出辨证施治。①初期者，施以清泻之手法，并重点作用于章门、期门、内关、百会、中府、云门、天突、肩井、阴陵泉、涌泉、神门、肝俞、肺俞穴。②后期者，施以补益、清泻之手法，并重点作用于中脘、脾俞、肝俞、肺俞、中府、云门、肩井、内关、神门、百会、神阙、关元、天突、阳陵泉、阴陵泉、涌泉穴。

四、病例

冯某，9岁，男，面部肌肉抽动，头歪向右侧，有抽动、眨眼、秽语等恶习，因多动、注意力不集中而影响全班同学学习。曾于三家著名医院治疗，诊为抽动—秽语综合征，服用大量氟哌啶醇、安坦（苯海索）等药物，治疗6个月，疗效不佳。症见：舌红，苔薄白，脉弦细数，属胆阳虚风动，筋脉失养，施以疗法2个疗程，症状全无。

五、体会

疗法治疗此症有很明显的效果，临床中治疗前后有鲜明的对比。现代医学治疗此症效果不理想，药物不良反应明显。施以疗法治疗，视不同病情，一般需2～4个疗程即可痊愈，突显出中医学的优势，而且此症愈早治，效果愈好，恢复愈快。

第七节　儿童多动症

儿童多动症是近代多发病之一，且有上升趋势，表现为小儿动作多，注意力不集中，学习困难，行为和性格方面异常，国外小学生发病率为4%～20%，国内，广州为1.5%，上海为3%～10%。

一、病因病机

目前认为，神经细胞突触间隙中神经递质肾上腺素及遗传因素对本病发作有一定影响。中医认为此症为痰热涉肝，动风而发。患儿素体心脾不健，易受外界情志刺激，积忧久郁，损于心脾，气滞津亏，痰浊内结，郁而化火，涉肝动风，犯及神明。

二、诊断分析

症见肌肉不由自主抽动，挤眼龇牙，口轮匝肌震颤，点头耸肩，多动躁忧，做事不专注，注意力不集中，因不同病因分述如下。

1. 痰热动风：初发患儿多见，症见多动不安，日夜不知疲倦，冲动任性，自我控制力差，性情急躁，舌质红，苔薄黄，脉弦滑或弦数。

2. 虚火妄动：病情迁延日久，症见：津伤气耗，虚火妄动，上扰心神，多动，抽动，心脾气虚，面㿠少华，形体消瘦，多汗乏力，纳差，肢倦，睡中易惊，舌质淡、有齿痕或花剥苔，脉细数。

三、治疗

（一）治则

1. 痰热风动：祛痰镇惊息风。
2. 虚火妄动：补益心肺，养血安神。

（二）治法

1. 体现中医整体观，施以疗法整体调整的治疗手法，疏通相关脏腑经络气血，增强三焦气化作用，化解病灶，恢复相关脏腑功能与机能。

2. 突出辨证施治。①痰热风动者，施以清泻之手法，并重点作用于肝俞、章门、期门、阴陵泉、涌泉、肺俞、中府、云门、肩井、神门、百会、风府、风池穴。②虚火妄动者，施以补益清泻之手法，并重点作用于心俞、膻中、极泉、涌泉、脾俞、中脘、大包、关元、风府、风池、内关、四神聪。

四、病例

郑某，男，11 岁，多动不安，上课做小动作，玩玩具，影响同学学习。尽管家长均为高级知识分子，对孩子学习方面要求甚严，但其每门功课平均只在 80 分左右。经某著名医院诊为儿童多动症，服药两个月，学习成绩反而下降。来所诊断，属痰热涉肝动风，经施以杨氏脏腑经络点穴疗法，豁痰息风，1 个疗程症状全无，半年后以优异成绩考入北京市级重点中学。

五、体会

用杨氏点穴疗法治疗本病，要视不同病情，一般 1～2 个疗程即可治愈，但需家长做好配合工作。随着治疗效果的进展，家长要做好患儿的心理转变工作，指导患儿明理，克制不良行为。

第八节　自闭症

儿童自闭症又称孤独症，近代发病有上升趋势，被列为疑难症之一。现代医学认为此病病因不明，有人认为与脑轻微器质性病变有关，也有人认为与脑神经发育不全有关。

一、病因病机

中医认为，本病属"慢惊风"范畴，称为"孤僻"。因外界不同因素刺激，肝胆生热，热久伤阴耗液生痰，痰窜经络，阻滞气血，肝胆血虚，日久影响心脾，心脾气虚继而血虚，"血为神之府"，血虚则神魂无所养，久之心神、肝魂失养，发为肝郁胆怯之症，现代医学称自闭症。

二、诊断分析

本病症见：行为古怪孤僻，不与人接近、交谈，不合群，不与小朋友一起玩，对外界事物不感兴趣，反应淡漠，躲避生人，关闭自己，肝胆虚弱，惊恐自闭，舌红、苔薄白，脉弦细滑。

三、治疗

（一）治则

补益心脾，滋养肝胆，镇惊安神。

（二）治法

1. 体现中医整体观，施以疗法整体调整的治疗手法，调整相关脏腑经络气血，增强三焦气化作用，化解病灶，恢复相关脏腑功能与机能。

2. 突出辨证施治。施以补益之手法，并重点作用于肝俞、胆俞、心俞、脾俞、中脘、足三里、膻中、神门、内关、涌泉、百会、阴陵泉、四神聪、人中、合谷、三阴交穴。

四、病例

安某，男，3 岁，症见性情孤僻，目不斜视，对外界事物不感兴趣，在幼儿园不参加集体活动，不与人交谈，不与其他小朋友一块做游戏，喜欢独自一个人玩。就医于上海与北京几家著名医院，诊为自闭症，治疗效果不理想。经人介绍来本所治疗，诊断为妊娠期惊吓，母病及子，病邪传感而发，舌红、苔薄白，脉弦细滑。经施疗法 3 个疗程痊愈，患儿可当众唱歌、跳舞、问好并与人打招呼，行为正常。

五、体会

杨氏疗法治疗此症有较明显的效果，临床视不同病情，一般需 3 个疗程左右即可治愈。临床观察，此症多为外界惊恐因素所致，肝胆受惊，生火生热，热无所化，热久化邪扰心，心火必炎而扰神，神、魂被扰受邪，呈惊恐之状，此症尤以妊娠期婴儿在母体中受邪为多发。在排除病邪、祛除病症的基础上，最需家长的积极配合，尤其更需男性家长的配合，因病发往往惊恐，需家长用不同方法，壮其胆魄，逐渐培养其接触外界的能力。另要用不同方法培养其良好爱好，使其对周围事物产生兴趣，消除孤僻，培养过程中要注意耐心与方法。

第十章　五官科病症

第一节　近视眼

近视眼，中医学称为"能近怯远症"，视近物正常，视远物模糊。

一、病因病机

近视眼多发生在青少年时期，除部分遗传因素外，大部分与外因有关，如灯光过暗、坐姿不正、生活习惯不良、课程过重、长时间视课本等，引起视力的改变。中医学认为此症是因为肝血不足、血虚生风所致。肝开窍于目，视力改变与体质、情绪有关。

二、诊断分析

症见书写或做其他近距离目视工作时，眼球与目标的距离愈来愈近，工作久了，将出现视力减退及眼胀、头痛等视力疲劳的症状。

三、治疗

（一）治则

祛风明目。

（二）治法

1. 体现中医整体观，施以疗法整体调整的治疗手法，疏通相关脏腑经络气血，增强三焦气化作用，化解病灶，恢复相关脏腑正常功能与机能。

2. 突出辨证施治。施以清通之手法，并重点作用于期门、日月、睛明、鱼腰、四白、攒竹、太阳、风池、合谷、百会，如遇有过度疲劳、眼酸、头痛者加四神聪。

四、病例

李某，女，7 岁，双眼近视，裸视 0.7，视物不清，舌淡，苔白，脉弦缓，经 3 个疗程治疗恢复到裸视 1.2。

五、体会

近视眼的治疗需患者的密切配合。①调整不良坐姿，注意读书时眼与书本之间的距离以及光线。②保持良好的情绪。③近视眼一定要早发现，早治疗，不要给小儿过早地配眼镜。④学会做眼部保健，稳固疗效。

第二节　慢性鼻炎

本病为五官科常见病之一，症状为鼻塞不通，鼻流浊涕或鼻涕倒流入咽部，咳咯不断，中医学称为"鼻渊"，一旦转为慢性鼻炎，治疗起来比较困难。近代采用激光治疗，效果也不十分理想，少数患者因经久不愈出现恶变，杨氏疗法对此病治疗效果明显。

一、病因病机

中医学称单纯性慢性鼻炎为"鼻塞"，慢性肥厚性鼻炎和萎缩性鼻炎为"鼻藁"，慢性鼻炎多由急性鼻炎迁延不愈而成，此外，高温、干燥、寒冷、粉尘和化学物质的长期刺激也可引发本病。

本病初起，主要是因肺气虚弱，卫气不固，风寒邪毒侵袭，寒邪凝聚，壅塞鼻窍而患，若此时误治或治疗不彻底，邪毒流滞鼻窍，反果为因，更伤肺经，肺气不宣，气滞血瘀，津液输布受阻，停于鼻窍，初流清涕，渐变为黏液性浊涕；若寒湿郁于经络，阻塞不通，则现鼻根、前额、眉棱骨胀痛；若寒邪壅盛，经久不愈，形成邪毒郁积，郁久化热，涕为黄色。

二、诊断分析

1. 风寒伤肺：症见鼻塞不通，呼吸受阻，睡眠常张口呼吸，鼻内浊液多而擦不干净，有时倒流入鼻咽部，咳咯不断，且不易咳出，受凉感冒时加剧，常伴有嗅觉失灵、前额或眉棱骨胀痛，病久不愈，则出现头昏胀闷、记忆力减退、失眠多梦等，舌质淡，苔白厚腻，脉濡缓或滑。

2. 气滞血瘀：症见鼻塞并持续性或间歇性发作，往往交替发生，平卧时加剧，感冒时则流清涕与浊涕，平时舌质红或略带斑点，苔薄白，脉弦细。

3. 气血亏损：症见神疲无力，头昏失眠，涕呈黏液性，时好时坏，可见鼻甲不大，少量黏液性涕储留鼻底，舌淡红，苔薄白或薄黄，脉细数。

三、治疗

（一）治则

1. 风寒伤肺：宣肺散寒，除湿通窍。
2. 气滞血郁：行气解郁，活血通窍。
3. 气血亏损：补益气血，扶正通窍。

（二）治法

1. 体现中医整体观，施以疗法整体调整的治疗手法，疏通相关脏腑经络气血，增强三焦气化作用，化解病灶，恢复相关脏腑功能与机能和局部组织器官的机能。

2. 突出辨证施治。①风寒伤肺者，施以温通手法，并重点作用于中府、云门、风池、四神聪、合谷、上迎香、下迎香、四白、印堂。②气滞血瘀者，施以清通手法，并重点作用于太阳、四白、巨髎、风池、合谷、气冲、上迎香、下迎香。③气血亏损者，施以补益手法，并重点作用于脾俞、肾俞、气海、血海、上迎香、下迎香、四神聪、合谷、足三里、巨阙、绝骨。

四、病例

王某，女，36 岁，外企领导，慢性鼻炎 10 年，经多家著名医院治疗，不但未愈，反而越来越重，说话鼻音很重，呼吸困难，每隔一分钟咳咯一次，伴有头痛、头晕、头沉，甚则呕吐，经施疗法 2 个疗程痊愈。

五、体会

杨氏疗法治疗慢性鼻炎内外兼治，内调脏腑，开通肺气，温通祛寒，补益气血，外重点施搓摩法，化解鼻部病灶，所以才能取得较好疗效。

第三节　风流眼

风流眼即遇风双眼流泪，初起夏季正常，冬季发作，久之冬夏皆然，尤其早晨尤甚，室外工作者十分不便。

一、病因病机

中医学认识到，肝开窍于目，肝肾不足，气血虚弱，感受风邪久而不祛所致。

二、诊断分析

症见眼睛迎风流泪，舌淡，苔薄白，脉弦濡弱或弦滑。

三、治疗

（一）治则

疏肝益肾祛风。

（二）治法

1. 体现中医整体观，施以疗法整体调治的治疗手法，疏通相关脏腑经络气血，增强三焦气化作用，化解病灶，恢复相关脏腑正常功能与机能。

2. 突出辨证施治。施以通散之手法，重点作用于攒竹、睛明、鱼腰、丝竹空、承泣、四白、日月、养老、合谷。

四、病例

刘某，女，37 岁，患风流眼病 3 年多，服药疗效不巩固，舌淡，苔薄白，脉弦滑，经疗法治疗 1 个疗程痊愈。

五、体会

杨氏疗法治疗此病有较好的疗效。一般 1～2 个疗程即可痊愈，治疗时白天嘱患者用温水洗脸洗眼，保持愉快心情。

第四节　牙　痛

牙痛属五官科常见病，发作时疼痛难忍，影响饮食与日常工作、学习。牙痛的原因中西医有不同认识。

一、病因病机

现代医学认为除龋齿之外，急性牙髓炎、牙周炎、冠周炎、牙本质过敏等，均可引起牙痛。西医所认识的是表证，中医认识此病的本因，中医学认为，牙痛为胃有湿热郁而化火，或外感风寒入阳明郁而化热，或肾虚生热，虚火上炎所致，此外，还有因多食甘酸之物，侵蚀牙齿成龋而发。

二、诊断分析

症见牙痛，每遇冷、热、酸、甜刺激疼痛加剧。牙痛有虚实之分，实痛多为胃火引起，虚痛多因肾虚所致。由胃火引起者常伴有口臭、便秘等，由肾虚引起者常伴有牙活动、神疲等。

三、治疗

（一）治则

补虚泻实，清热止痛。

（二）治法

1. 体现中医整体观，施以疗法整体调整的治疗手法，疏通相关脏腑经络气血，增强三焦气化作用，化解病灶，恢复相关脏腑与部分组织器官功能与机能。

2. 突出辨证施治。①有实痛者施以清泻手法，重点作用于上关、下关、颊车、风池、合谷、内庭、足三里。②肾虚者施以清补手法，并重点作用于上关、下关、颊车、风池、合谷、涌泉、太溪。

四、病例

苏某，男，14 岁，左下牙疼痛，口臭，舌红，苔黄腻，脉濡数。经施疗法 1 次即止痛。

五、体会

化学药物只是起到对疼痛症状的缓解作用，只能治表，杨氏疗法通过辨证，识别虚实，相关脏腑施以补虚泻实，并化解局部病灶，疗效显著。

第五节　色素斑

黄褐斑、妊娠斑、日晒斑、药物斑，影响相貌靓美，影响情绪、生活质量与工作。现代医学认为斑是由内分泌失调所致，中医学认为病因是多种因素所致。

一、病因病机

中医学认识到，肺主皮毛，其华在面。肺又助心行血，肺的生理机能与功能失常，会导致色斑而瘀；肺又与大肠相表里，大肠的机能与功能的失调也会导致发斑。再者，人们的不良情绪会影响肝的肃降机能与功能，产生郁涩之气。张景岳提出六郁之说，此为其中血郁范畴，引斑而发，所以，临床又分不同证型。人们的饮食习惯，如过食生冷、油腻、腥虾、海鲜，也可引斑而发。

二、诊断分析

1. 脾虚胃实型：脾虚胃实，脾虚运化无力，胃中宿食不化为实，多因平时饮食不节，或多食辛辣之味，或多食生猛海鲜，或多食生冷肥甘而发斑。舌红，苔薄黄，脉滑实数。

2. 肝肾虚损型：肝肾阳虚，气血运行无力，因不良情绪影响，日久产生郁涩之气，继而郁血而发斑。面萎黄，舌淡，苔白滑，脉弦沉弱或濡缓。

3. 肺肠燥结型：症见肺虚，津液不布，大肠燥结，浊气上乘于面，引斑而发。舌绛，苔薄燥，脉实数或浮数。

三、治疗

（一）治则

1. 脾虚胃实型：健脾泻实。
2. 肝肾虚损型：补益肝肾，补虚举阳。
3. 肺肠燥结型：破结通燥，滋阴润燥。

（二）治法

1. 体现中医整体观，施以疗法整体调整的治疗手法，疏通相关脏腑经络气血，增强三焦气化作用，化解病灶，恢复相关脏腑正常功能与机能。

2. 突出辨证施治。①脾虚胃实型，施以清补之手法，并重点作用于脾俞、大包、中脘、足三里、巨阙、幽门、建里、梁门、天枢。②肝肾虚损型，施以补益之手法，以补虚举阳，重点作用于章门、气冲、阴陵泉、肾俞、长强、百会、涌泉。③肺肠燥结型，施以通润之手法，破结通燥，并重点作用于神藏、彧中、气户、中府、云门、梁门、天枢、气冲、冲门。

四、病例

黄某，女，39 岁，满脸褐斑，面色萎暗，四肢见瘀斑，舌淡绛，苔黄腻，脉弦滑实，诊为脾虚胃实与肝肾虚损并证。施以疗法 3 个疗程，脸上与四肢瘀斑全消。

五、体会

随着改革开放，人民生活水平提高，人们的健美意识也在提高，但各种色斑的发病率也在提高，这是因为社会的变革太快，人们心理准备不足，承受力差，产生不良情绪，也称郁涩之气。随着生活水平的提高，人们饮食不讲科学，吃得胃实肠燥，吃出很多疾病，包括高血脂、高血压、糖尿病、心脑血管病、色斑等。所以，人们一定注意个人修养，减少不良情绪，注意科学饮食，以助养生。

第十一章　精神神经系统病症

第一节　面瘫（面部神经麻痹）

面瘫为颅神经病变中较为常见的疾患，以青壮年较为多见。本病分为中枢型与周围型两类，中枢型因脑肿瘤而发，周围性面神经麻痹多由急性非化脓性、茎乳突孔内面神经发炎及面受风吹着凉所致，是因局部营养神经的血管因受风寒而痉挛，导致神经缺血、水肿而病。另说可能与面部病毒感染有关，慢性中耳炎、乳突炎等可引发本病。

一、病因病机

中医学认为，本病是因不良情绪，后由外感风寒侵袭面部经络，多为阳明、少阳经经气运行失常，气血不和，筋骨失于濡养，经筋弛张不利而病。多突然发病，于清晨醒来时发现一侧眼睑不能闭合及嘴歪，麻痹多为一侧，耳下乳突有疼痛感，病侧面部表情消失，由于皱眉肌、额肌、眼轮匝肌瘫痪，而出现眼不能闭合，流泪，不能皱眉，病侧的肌张力减低，使口角被牵向健侧，鼻唇沟变浅或歪斜，因口轮匝肌瘫痪，故说话漏风，不能吹气，鼓颊困难，流涎，并有肌肉跳动，面部牵扯或板硬不舒。

二、诊断分析

口眼歪斜，嘴歪不能闭合，流涎，眼不能合，流泪。面部一侧肌肉松弛，甚则萎缩，麻木不仁，面色无华或面赤气粗，筋脉牵动，肢体发冷，出冷汗，耳鸣口渴，不寐，舌干，苔黄或苔腻，脉滑数或弦细，腹诊见肋下病灶。

三、治疗

（一）治则

调整经络，疏风通络。

（二）治法

1. 体现中医整体观，施以疗法整体调整的治疗手法，疏通相关脏腑经络气血，增强三焦气化作用，化解病灶，恢复相关脏腑正常功能与机能。

2. 在调整脏腑经络气血增强气化作用同时重点要做好头颈面部手法，突出辨证施治，施以温通之手法，重点作用于攒竹、鱼腰、睛明、承泣、四白、迎香、地仓、颊车、上关、下关、听宫、太阳、阳白、神庭、人中、承浆、扶突、人迎、廉泉、天突、风府、风池、大椎、合谷穴。不寐配神门穴，耳鸣配四神聪穴，面赤气粗配太阳、头维穴，面肌痉挛配鱼腰、四白、头维穴。

四、病例

宋某，男，41岁，面瘫，说话漏风，流涎，舌干，苔黄，脉滑数，腹诊见肋下胀满病灶。实施疗法1个疗程，恢复正常。

五、体会

手法治疗面瘫有独特优势，注意手法同时作用两侧，泻健补患，嘱患者保持良好情绪，回避风寒，此病1~2个疗程即可痊愈。

第二节　顽固性三叉神经痛

顽固性三叉神经痛，常规的治疗方法治疗效果不理想，疼痛持久、延续，患者十分痛苦。三叉神经痛，是指面部三叉神经分布区内发生阵发性与持久性烧灼样疼痛，临床多发生于中年女性，可分原发性与继发性。

一、病因病机

现代医学认为原发性三叉神经痛与受寒、病毒和牙齿感染以及某些传染病有关，继发性常与眼、耳、牙齿等以及肿瘤压迫有关。中医学认为，本病可由风热外袭，经络气血阻滞或肝、胃实热上冲，阴虚阳亢，虚火上炎以及伤科受寒邪侵袭病变而发。

二、诊断分析

三叉神经共分三支：第一支为眼支，第二支为上颌支，第三支为下颌支，临床上一般以第二、第三支同时疼痛为多。原发性，疼痛呈阵发性的烧灼痛或刺痛，每次发作数秒钟或 1~2 分钟，一天可发作数次，有的延长至数月。在眶上孔、眶下孔、颊孔以及鼻翼旁、口角、鼻唇沟等处可发现压痛点，触及时可引起疼痛发作，并常伴有局部抽搐、皮肤潮红、流泪、流涎等症。继发性引起的疼痛是持续性，有面部、皮肤感觉障碍（如针刺皮肤时不觉疼痛）及角膜、下颌反射消失，颞肌、嚼肌瘫痪、萎缩等现象。中医分为不同证型。

1. 风邪外袭：常因受寒引起，见发热恶风寒、苔白、脉浮等外感症状，腹诊见上腹病灶。

2. 脾胃实火：常见烦躁、易怒、口渴、便秘等症状，腹诊见左小腹病灶。

3. 虚火上炎：阴虚阳亢，以致虚火上升而发，症见患者消瘦、颧红、低热，舌红少苔，脉细数无力，劳累后则发作加剧，腹诊见脐周病灶。

三、治疗

（一）治则

1. 风邪外袭：疏风活血，解痉止痛。
2. 脾胃实火：清热泻火，解痉止痛。
3. 虚火上炎：滋阴降火，解痉止痛。

（二）治法

1. 体现中医整体观，施以疗法整体调整的治疗手法，疏通相关脏腑经络气血，增强三焦气化作用，化解病灶，恢复相关脏腑正常功能与机能。

2. 更要注意突出辨证施治，侧重对肝、胆、肾、脾、胃经的调整。

①风邪袭表：施以和、散之手法，重点作用于太阳、上关、下关、地仓、风池、翳风、合谷穴。

②脾胃实火：施以清、泻之手法，作用于地仓、内关、下关、血海、巨阙、中脘、脾俞、胃俞、足三里、地机穴。

③虚火上炎：施以补、泻之手法，作用于攒竹、上关、下关、颊车、合谷、关元、肾俞、中极穴。

四、病例

谢某，女，46岁，患三叉神经痛2年，多处求治不愈，食寝不安，十分痛苦，无法正常工作。舌淡，苔白，脉浮细数，腹诊脐周病灶，诊为继发性三叉神经痛。病因经查，是因下颚关节损伤，风寒侵袭为外因，虚火上炎为内因，内、外因相引而痛。经施疗法1次止痛，1个疗程痊愈。

五、体会

疗法对持续性三叉神经痛的治疗占绝对优势，一般1个疗程即可治愈。临床注意既要对病灶重点治疗，又要配合脏腑经络整体调整。

第三节　神经衰弱

神经衰弱多见于青壮年，中医学将本病症状纳入"郁症""心悸""不寐""虚损""遗精"等范畴。

一、病因病机

现代医学认为此病是一种以大脑机能障碍为特征的疾患，正常人大脑皮层的生理活动，兴奋与抑制两大过程保持着相对的平衡协调，整个机体保持健康状态，在内在因素与外在因素的变化时，相互制约，相对转化。这两大过程出现平衡失调，如精神创伤及长期的紧张疲劳均可导致，大脑皮层的内抑制过程减弱，引起极度兴奋、迅速疲劳，引发本病。

中医学认为，本病与心、肝、脾、肾等的经络气血虚弱或失调有关，病因如下：

①肾阴亏损：以致肝阳亢盛，心火上炎。

②忧思过度：耗伤心脾以致脾虚血少，无以养心。

③情志抑郁：肝失疏泄，气机不畅，脾失运化。

④肾阳虚损：体质素虚，加以房事不节，疲劳过度。

二、诊断分析

本病的治疗着重于补虚，按心、肝、脾、肾的不足，分别施以不同的治则与治法，以调整机体内部的相对平衡。

1. 阴虚阳亢：症见头胀头晕，眼花耳鸣，健忘，注意力不集中，烦躁易怒，腰背酸痛，咽干口燥，小便黄赤，舌质红，少苔或薄苔，脉弦数或细数，腹诊见小腹病灶。

2. 心脾两虚型：症见头晕目眩，面色苍白，少气倦怠，胆怯易惊，失眠多梦，记忆力减退，月经不调，食欲不振，舌质淡红，苔薄白，脉细弱，腹诊见上腹病灶。

3. 肝脾失调：症见精神抑郁，急躁易怒，时而胸闷胁痛，呕恶，噫嗳不舒，喉中如哽，脘腹痞结胀痛，胃纳少，苔白，脉弦，腹诊见肋下病灶。

4. 肾阳虚型：症见面色㿠白，精神萎靡，腰酸膝软，纳差，小便清利，身寒肢冷，少寐易醒，阳痿早泄，遗精，苔淡白，脉沉细或虚弱无力，腹诊见小腹病灶。

三、治疗

（一）治则

1. 阴虚阳亢：滋阴降火，平肝潜阳。

2. 心脾两虚：健脾养心，益气补血。

3. 肝脾失调：调理肝脾，开胸顺气降逆。

4. 肾阳虚损：温肾壮阳，益气补虚。

（二）治法

1. 体现中医整体观，施以疗法整体调整的治疗手法，疏通相关脏腑经络气血，增强三焦气化作用，化解病灶，恢复相关脏腑正常功能与机能。

2. 突出辨证施治。

①阴虚阳亢：施以滋补、清下之手法，重点作用于关元、中极、左肾俞、章门、阴陵泉、神门、京门穴。

②心脾两虚：施以补益之手法，重点作用于中脘、脾俞、神阙、膻中、心俞、足三里、内关、极泉穴。

③肝脾失调：施以和、降之手法，重点作用于肝俞、脾俞、中脘、章门、阳陵泉、大包、四神聪、足三里、天突穴。

④肾阳虚损：施以温补之手法，重点作用于关元、中极、右肾俞、命门、神阙、涌泉穴。

四、病例

武某，女，31岁，症见失眠多梦，彻夜难眠，头晕头痛，记忆力减退，月经不调，食欲不振，面色苍白，十分痛苦。舌质淡，苔薄白，脉细数，腹诊见上腹病灶。经施疗法2个疗程痊愈。

五、体会

疗法调整此病见效极速、极佳，一般治疗一两次即可入睡，且无不良反应，不影响学习与工作。古人云："善医者先医其心。"做好患者的思想工作，配合调整情绪，精神放松，劳逸结合，快则一周、慢则二周即可痊愈。

第四节　抑郁症

抑郁症，多因情志不舒、气机郁滞所引起的疾病，情志不舒，气机郁滞，进而可导致脏腑经络气血失调，形成血瘀、痰结、食积、火郁诸证，所以郁症范围较广。郑守谦云："郁作一病之专名，乃百病之所因也。"朱丹溪提出六郁之说，认为郁症有气郁、血郁、痰郁、火郁、湿郁、食郁六种。临床总结主要是从气郁开始，进而发展郁血、郁痰、郁火、郁湿、郁食，最后郁神。

现代医学中，神经症，如神经衰弱、癔症，凡表现为抑郁症状的均可参照治疗。

一、病因病机

抑郁症的病因，主要是由于情志郁闷不舒，进而病变为郁涩脏腑经络气血，肝主疏泄、心主神明的正常生理功能受到影响，因而致病。临床分析如下：

1. 悲伤、忧愁、伤心，使心气不足、心血亏损、心火亢盛、心神失守，出现种种心病证候，如拖延日久可进而影响五脏六腑。

2. 郁怒伤肝，肝失条达，则肝气郁滞，肝气横逆，则犯胃乘脾，肝郁化火，则灼液伤阴，因而出现肝经气郁、肝胃不和、肝脾不调、阴虚火旺。

3. 气为血帅，血随气行，气郁日久，则瘀血不行形成血瘀，即为血郁。

4. 思虑伤脾或肝郁伤脾，使脾失健运，蕴湿生痰，痰气互结，湿浊不化，食滞不消，因而形成痰郁、湿郁、食郁。

二、诊断分析

抑郁症初起，主要表现为：肝气郁滞或心脾两虚，治疗应疏通气机或补益心脾。迁延日久，气滞而血瘀，肝郁而生风，气郁而化火，火盛而伤阴，脾虚而生痰，心虚而神慌，甚则影响肺、肾虚损。

1. 肝气郁结：症见精神抑郁，胸闷太息，腹胀嗳气，不思饮食，胸胁胀痛，痛无定处，舌苔薄白，脉弦细或弦数，腹诊见条索状病灶。

2. 气郁化火：除肝气郁结症外，另见头痛，口苦而干，性躁易怒，嘈杂吞酸，大便秘结，或见目赤耳鸣，舌苔黄，舌质红，脉弦数，腹诊见心下块状病灶。

3. 痰气郁结：症见咽中作梗，吞之不下，咳之不出，胸中窒闷，腹胀胁痛，苔薄，脉弦滑，腹诊见脐下病灶。

4. 心脾两虚：症见多思善虑，胆怯易惊，心慌心悸，失眠多梦，面色苍白，头晕眼花，记忆力减退，神疲，气短，饮食不振，妇人见月经不调，苔薄，舌淡，脉细数弦，腹诊见脐上病灶。

三、治疗

（一）治则

1. 肝气郁结：疏肝理气，解郁开胸。
2. 气郁化火：解舒开胸，清肝泻火。
3. 痰气郁结：利湿豁痰，健脾宽中。
4. 心脾两虚：健脾养心，补益气血。

（二）治法

1. 体现中医整体观，施以疗法整体调整的治疗手法，疏通相关脏腑经络气血，增强三焦气化作用，化解病灶，恢复相关脏腑正常功能与机能。

2. 突出辨证施治。不同辨证类型循经导穴。

①肝气郁结：施以清通之手法，重点作用于章门、阴陵泉、膻中、肝俞、胆俞穴，女子闭经要加气冲穴。

②气郁化火：施以清泻之手法，重点作用于膻中、缺盆、神门穴。

③痰气郁结：施以清和之手法，重点作用于章门、中脘、大包、天突、肩井、足三里穴。

④心脾两虚：施以补益之手法，重点作用于膻中、神阙、关元、中脘、内关、外关、足三里穴。

四、病例

北京职高学生，抑郁症半年，休学在家。多家医院药物治疗，因患者家属深知药物毒副作用拒服。看过 4 次心理医生，因郁滞病灶未解，脏腑气机失调，病情还继续发展。经人介绍慕名求治，诊为肝气郁结型，治则：疏肝理气，开胸解郁。施用杨氏疗法1个疗程，继续上学，并奇迹般地通过毕业考试。

五、体会

依据中医理论，杨氏疗法治疗抑郁症有相当好的疗效，但治疗时要有的放矢，做好患者的心理转化工作，未经调理之前属于病态，患者思想上很难转变。经调理后，郁气得舒，神志得宁。所以，及时正确地做好思想意识转变工作很重要，视不同病情一般1~3个疗程即可痊愈。

第五节　癔症（精神病）

癔症多发于青壮年，尤以女性多见，多数是在精神因素刺激后，呈周期性发作，中医学认识到本病属于"脏躁""郁症""厥症""百会病"范畴，现代医学中自主神经紊乱、神经症、精神分裂症可参考本症。

一、病因病机

现代医学认为，精神创伤是诱发本病的一个重要因素，一般发生于神经抑制性弱的人，这种病人的性格和特征表现为情感反应强烈而不稳定，易受暗示，自我暗示强烈，自我为中心，并多幻想。发病原理，多由大脑皮层自主神经遇到刺激，导致皮层、皮下部位相关的功能障碍，后者处于优势而发病。中医学认为，本病是因七情过激、心神被扰所致，经云："心静则神藏，若为七情所伤，则心不得静，而神躁扰不宁也。"说的是抑郁、恼怒、思虑、忧伤、惊恐均可使气机运化失常，郁涩不通，久之郁则生滞，气郁气滞而令血郁血滞，血脉涩滞，心无所养而神浮或郁久化火生痰，痰阻清窍或化火生邪，邪扰心包，继而影响三焦气化，出现局部与全身症状。

二、诊断分析

本病可分为精神障碍和躯体机能障碍。精神障碍常见：

①游走型：口中念念有词，含糊不清，四处无目的边说边游走。
②癫狂型：极度兴奋，打人骂人，力大无比。

③缄默不语型：性情孤僻，见人躲避不交谈。

④哭笑型：大哭大笑反复无常，不听劝阻。

⑤痫瘫型：发病全身瘫痪，发展严重卧床不起，失音失听不能进食，全身萎缩而亡。

其中，缄默不语与痫瘫为虚症，为意外刺激伤阴魂。游走型、哭笑型、癫狂型为实证，为伤阳神，前者阴虚，后者阳亢。

三、治法

（一）治则

前者调整肝、胆、脾、胃，滋阴升阳，驱邪醒神。后者调整心、肝、脾、肾，滋阴潜阳，泻火清浊。

（二）治法

1. 体现中医整体观，施以疗法整体调整的治疗手法，疏通脏腑经络气血，增强三焦气化作用，化解病灶，恢复相关脏腑正常功能与机能。

2. 突出辨证施治，前者以清补手法为多用，重点作用于中脘、关元、涌泉、神阙、命门、百会、神门、内关、三阴交穴。后者以清泻手法为多用，重点作用于中脘、关元、涌泉、神阙、命门、会阴、神门、内关穴。

四、病例

申某，女，26岁，症见游走型癔症，产后1个月发病，四处游走，乳回。经著名医院医治效果不理想，面色萎黄，苔黄腻，脉弦滑。经疗法治疗4天乳下，7天恢复记忆力，1个疗程上班。

五、体会

疗法治疗此病有独特的优势，杨氏疗法治疗此病据不同病情只需1~5个疗程的治疗，患者可恢复正常智能，可正常工作、学习、生活。当然，治疗的同时需患者家属配合，术者要掌握患者发病原因，在患者清醒后做大量的思想转变工作，"善医者先医其心"。教会患者摆脱不良情绪干扰，家属要耐心地配合或调整患者生活与工作环境，帮助患者恢复记忆，做好精神转移工作或调整不利因素。

杨氏脏腑
经络点穴疗法

跋

认识杨理存先生多年，亲自听他介绍杨氏脏腑经络点穴疗法能治疗神经科、内科、妇科、儿科、骨伤科疾病及多种疑难杂症，医疗效果显著，并亲自体会了疗法的奥秘，惊叹中医学之博大、深奥、神奇。

杨先生深入剖析了人体阴阳的奥秘、经络气血的奥秘、人体疾病的奥秘以及致病原因，为治疗提出了全新、独特的理论依据。疗法的显著疗效，完全出自中医学与医疗内功的完美结合。这种手法在《黄帝内经》中就有提到，实属绝学。为使这一疗法不失传，曾建议杨先生将此疗法著书，留予后人。现杨先生与弟子经过辛勤笔耕，此书即将和广大读者见面，即将为祖国传统文化的发扬光大，为人类健康做出一份贡献，值此可喜可贺之际，特为杨先生立跋。

黄静波

2004 年 9 月 26 日